UNHEILBAR GESUND

Christian Dobler

UNHEILBAR GESUND

Wenn Krankheit ein Geschenk des Schicksals ist

www.verlag-buch.de

www.verlag-buch.de

2. Auflage

ISBN 978-3-947183-22-7 (PRINT)

ISBN 978-3-947183-23-4 (EBOOK)

Der Verlag-BUCH ist ein Imprint der Conzepke GmbH & Co. KG, Mainaustr. 185, 78464 Konstanz. Mail: info@verlag-buch.de

Inhaltsverzeichnis

Leserhinweis:

Alle Angaben erfolgen ohne Gewähr. Weder der Autor noch der Verlag übernehmen für eventuelle Nachteile oder Schäden, die aus den im Buch gemachten praktischen Hinweisen resultieren, eine Haftung.

Im Weiteren übernimmt der Autor keine Verantwortung für empfohlene Heilmittel, Therapien oder daraus entstandene gesundheitliche Schäden. Die Informationen im Buch sollen und können den Rat und die Hilfe eines Arztes nicht ersetzen.

Es sei an dieser Stelle noch darauf hingewiesen, dass der Autor Schweizer ist und daher einige typische Sprachelemente aus dem Schweizerdeutsch verwendet.

Autorenbiografie

Mit der „unheilbaren" Krankheit Cystische Fibrose (kurz CF oder auch Mukoviszidose genannt) wurde Christian Dobler in der Schweiz im Jahre 1979 geboren. Im Verlauf seines Lebens lernte er einen neuen Umgang mit seiner Krankheit. Heute sieht Christian Dobler diese als Geschenk, hat durch sie eine bessere und authentischere Verbindung zu sich selbst und dem Leben gefunden. Sein Interesse liegt darin, die Krankheit, sprich die Symptome, als Botschaften seiner Seele zu sehen und dementsprechend zu handeln. Er unterstützt den Körper mit natürlicher Ernährung, Hilfsstoffen aus der Natur und dem seelischen - energetischen Erforschen der Ursache seiner Beschwerden. Mit seinem Wissen, seiner Erfahrung und den gesundheitlichen Erfolgen hilft Christian Dobler auch anderen Menschen mit gesundheitlichen Beschwerden.

Kontakt: www.cf-life.ch oder christiandobler@bluewin.ch

Vorwort

Unheilbar krank, mit einer von Ärzten diagnostizierten Lebenserwartung von höchstens zwanzig Jahren, erblickte ich am 28. Mai 1979 das Licht der Welt.

Heute bin ich vierzig Jahre alt und damit zwanzig Jahre über dem mir prognostizierten Verfallsdatum. Das ist weder Glück noch ein Wunder. Was es ist, das erzähle ich hier auf diesen Seiten. Da ich alles, was hier steht, am eigenen Leib erlebt habe, kenne ich die Schattenseiten genauso gut wie die Möglichkeiten einer solchen Krankheit. Ich bin der Überzeugung, dass es möglich ist, sein Leben zu heilen.

Und genau deshalb möchte ich mit diesem Buch möglichst vielen anderen Menschen in ähnlichen Situationen Wege aufzeigen, wie sie mit Krankheiten und anderen Herausforderungen jenseits der von der Gesellschaft angebotenen Lösungen umgehen können. Ich spreche davon, dass man sogenannte unheilbare und tödliche Krankheiten auch von einer ganz anderen Seite betrachten und angehen kann, von welcher die Schulmedizin nicht (mehr) spricht. Es ist möglich, das *Schicksal* (oder was wir darunter verstehen) und somit sein Leben in die eigenen Hände zu nehmen und damit positive Ergebnisse hervorzurufen. Denn viele Menschen haben die Verantwortung für ihre Gesundheit abgegeben und hinterfragen nicht oder fast nicht mehr, was ihnen diesbezüglich gesagt und empfohlen wird.

Unser aller Ziel ist es, ein erfüllendes, glückliches Leben

führen zu können, trotz oder gerade wegen all der Hürden, die im Laufe des Solchen an uns gestellt werden. Es mag absurd klingen, aber das Schicksal von Krankheiten kann ein Geschenk sein und uns heilen. Dass es zum Glücklichsein kein Patentrezept gibt, dürfte den meisten bekannt sein. Durch kritisches Hinterfragen von Themen wie beispielsweise Ernährung, Bewegung und innerer Balance sowie durch Lesen unzähliger Bücher, Inspirationen durch andere Menschen und nicht außer Acht lassen des eigenen Instinktes, habe ich erkannt, dass nicht immer alles so ist, wie es von der Mehrheit der Gesellschaft oft dargestellt wird. Durch die praktische Anwendung dieses gesammelten Wissens an mir selbst bin ich dann zur Überzeugung gelangt, dass man trotz Krankheit ein erfülltes Leben führen darf, kann und sollte.

Gleichzeitig muss ich vorwegnehmen, dass man dazu bereit sein muss, gewisse Dinge im Leben zu ändern und selbst etwas zu TUN, oder besser gesagt zu SEIN. Wer erwartet, dass andere seine Probleme lösen oder (gar durch das Lesen dieses Buches) ein Wunder geschieht, der darf sich das Lesen gleich ersparen. Denn auf Veränderungen nur zu hoffen, ohne selbst etwas zu tun / zu sein, ist in etwa so, wie am Bahnhof zu stehen und auf ein Schiff zu warten. Es wird nicht kommen. Man muss dazu schon bereit sein, an den Hafen zu gehen oder aber den Zug an Stelle des Schiffes zu nehmen. Wunder geschehen, davon bin ich überzeugt. Transformation an sich ist ein Wunder, aber sie geschieht nur dann, wenn wir bereit sind, Altes los- und Neues hineinzulassen. Wobei Altes hier alles sein kann, von der Perspektive über

Glaubensmuster hin zu allgemein geglaubten Informationen oder sogar wissenschaftlichen Tatsachen. Wer also glaubt, dass an allem entweder die Anderen Schuld sind oder eine höhere Macht verantwortlich macht, wird weiterhin viel leiden. Wer sich selbst als Opfer sieht, egal von was, beraubt sich seiner eigenen Kraft. Man muss bereit sein, das Leben aufzugeben, dass man gewohnt ist, um das Leben zu haben, von dem man träumt. Und wie ein altes chinesisches Sprichwort lehrt, ist der beste Weg, seine Träume zu realisieren, aufzuwachen. Aufwachen ist nicht immer von Beginn an angenehm. Aber das anfangs Unangenehme auszuhalten, lohnt sich fast ausnahmslos. Denn was man oft hört, stimmt eben auch: Veränderungen können am Anfang hart sein und in der Mitte chaotisch, aber am Ende dafür wunderbar.[1]

Dieses „*selbst etwas tun*" ist gerade für gesunde Menschen oft schwierig, da der nötige körperliche Leidensdruck schlicht fehlt. Das ist natürlich völlig in Ordnung, wer nicht leidet, braucht auch keine Veränderung. Auf der anderen Seite sind jedoch nach meiner Erfahrung gerade auch gesunde Menschen oft unglücklich und wissen nicht genau weshalb. Gleichzeitig sind sich viele nicht bewusst, dass gewisse Leiden und Krankheiten erst im fortgeschrittenen Alter auf Grund fehlender Sorgfalt im Umgang mit dem eigenen Körper entstehen. Ich möchte an dieser Stelle auch all jene vor dem Lesen dieses Buches warnen, die meine teilweise bewusst provokativen Aussagen nicht mögen. Es ist meine Art, die Menschen anzustiften, sich wenigstens Gedanken zum

[1] Alte Volksweisheit

bisher Selbstverständlichen zu machen. Dafür wird von mir auch das Stilmittel der persönlichen Anrede verwendet.

Vielleicht hat sich bereits der eine oder die andere gefragt, weshalb dieses Buch nicht mindestens 500 Seiten umfasst, wenn es doch so viele Bereiche des Lebens mit einschließt. Der Grund ist simpel: Ich beschränke mich hier fast ausschließlich auf das, was ich am eigenen Leib erfahren habe. Es geht dabei um grundlegende Überlegungen und Prinzipien, ohne dass es aus meiner Sicht nötig ist, die Einzelheiten mit dem dazugehörigen Hintergrundwissen ausführlich darzulegen, zumindest (noch) nicht in diesem Buch.

Neben der klassischen Schulmedizin befass(t)e ich mich schon seit über einem Jahrzehnt mit vielen alternativen Heilmethoden und bin mit einigen davon sehr vertraut. Dazu gehören lungenspezifische Physiotherapien, Akupunktur, Bioresonanztherapie, Fußreflexzonen- und Energiebehandlungen, Tiefenpunkt-Pressur, Shiatsu, Osteopathie, fernöstliche Heilpraktiken, Yoga, Kneipp-Anwendungen, Autosuggestion, Rückführungen, Meditationen, Familienstellungen. Eine ziemlich beachtliche Palette an Möglichkeiten also, den Körper, den Geist und die Seele in Heilungsprozessen zu unterstützen oder solche anzuregen. Einiges davon war für mich ganz gut, bei anderen Methoden konnte ich die gewünschten Erfolge weniger erzielen. Das kann bei jemand anderem gerade umgekehrt sein. Zwar lasse ich mich auch heute noch durch einzelne Behandlungsmethoden unterstützen, was ich aber auf meinem Weg am meisten gelernt habe ist zugleich auch mein wichtigstes Fazit: „NUR ICH

SELBST KANN MICH HEILEN." Sprich, die beste Behandlungsmethode bringt nichts, wenn nicht in mir drinnen auch Prozesse stattfinden und ich offen für diese bin. Das gilt für alle Menschen da draußen. Jeder Einzelne hat die Fähigkeit zur Selbstheilung und diese kann optimal begleitet und unterstützt werden durch alternative Methoden, von denen jeder für sich die wirksamsten herausfinden muss.

Ich möchte mit diesem Buch weder auf meine Krankheit aufmerksam machen, noch mich in den Vordergrund stellen und schon gar nicht in irgendeiner Form auf die Tränendrüse drücken. Hier geht es ausschließlich um die Leser und ihre Gesundheit, die möglicherweise mit meinen Erfahrungen und Tipps genauso verbessert werden kann, wie dies bei mir selbst geschehen ist. Doch natürlich gäbe es meine Erkenntnisse, die ich nun weiterzugeben hoffe, ohne meine Krankheit und meinen ganz persönlichen Weg gar nicht.
Deshalb und damit das Folgende für die Leser verständlich bleibt, gehe ich in den ersten Kapiteln auf die Krankheit ein und erzähle von meinem Leben, was zudem vielleicht das Leseerlebnis schöner macht.

So nun wäre die letzte Chance zu entkommen, denn ab hier könnte deine Welt etwas auf den Kopf gestellt werden.

Schon Konfuzius sagte: „Wer Wahrheit sagt, braucht schnelles Pferd."

Und was ich einmal gelesen habe und mir nicht mehr aus dem Kopf ging, trifft auf dieses Buch besonders zu:

Die Wahrheit wird vom Erfahrenen gesprochen und nicht

vom Gelehrten. Der Gelehrte spricht nur darüber, was er gelesen und gelernt hat. Der Erfahrene hingegen spricht aus der Erfahrung, das heißt davon, was er alles erlebt hat.

Wie es schon in der Bibel heißt und wie es auch Buddha gesagt hat: „Glaub mir kein Wort". Ja, du hast richtig gelesen. Prüfe alles, wovon ich erzähle und behalte das für dich Beste. Nur so ergibt es überhaupt Sinn, Wissen weiter zu geben (von meiner Seite) und neues Wissen anzunehmen (an deine Stelle).

Die Ausführungen in diesem Buch sind Ausdruck meiner persönlichen Erfahrung, meiner Wahrnehmung und meines Wissens. Ich erhebe deshalb keinerlei Anspruch, korrekt oder politisch korrekt oder sonst eine Form von korrekt zu sein. Ich bin einfach ich und teile das, was bei mir funktioniert hat.

In diesem Sinne ist es mir eine Ehre und ich freue mich aus tiefstem Herzen, meine Erfahrungen und Gedanken nun weitergeben zu dürfen.

Ich hoffe zudem, es sei mir gestattet und von weiblichen Lesern verziehen, in diesem Buch der Einfachheit halber nur die männliche Form zu verwenden.

TEIL 1

Schwerer Anfang

KAP 1 Aufwachsen mit einer unheilbaren tödlichen Krankheit

Vor 40 Jahren werde ich also mit einer Krankheit geboren, im Verständnis der Meisten also ein krankes Kind. Mein etwas anderes Verständnis von Krankheit wird im Verlaufe dieses Buches noch deutlich werden. Ich habe eine zwei Jahre ältere Schwester, die am selben Tag wie ich zwei Jahre früher geboren wird. Da sich bei ihr bereits kurz nach der Geburt starke Verdauungsbeschwerden zeigen, werden schnell entsprechende Abklärungen durchgeführt, die zur Diagnose der Krankheit Mukoviszidose, auch Cystische Fibrose genannt, führen. Ausschlaggebend hierfür ist der sogenannte Schweißtest.

Dieser ist auch heute noch ein einfaches und geeignetes Mittel, um Mukoviszidose zu diagnostizieren. Dabei wird vereinfacht gesagt, der Salzgehalt im Schweiß des Kindes gemessen. Ist das Kind von der Krankheit betroffen, ist dieser meist erhöht. Interessanterweise seien, so hörte ich jedenfalls, bereits in alten Schriften Sätze wie *„Ist die Haut des Kindes salzig, so wird es bald sterben.“* zu finden. Weil also bei meiner Schwester die Krankheit schon bekannt ist, werde ich sofort nach der Geburt ebenfalls getestet, positiv natürlich.

Was aber ist Mukoviszidose genau? Was passiert im Körper aus biologischer Sicht und welche Symptome zeigen sich für die Betroffenen?

Wie bereits erwähnt, ich möchte hierzu nicht detaillierte

schulmedizinische Ausführungen machen. Dafür gibt es ausreichend und leicht zugängliches Informationsmaterial im Internet sowie viele gute Bücher für all jene, die sich hier vertiefen möchten. Nachfolgend versuche ich jedoch, vereinfacht zu beschreiben, worum es beim Krankheitsbild geht. So können sich alle etwas darunter vorstellen, ohne sich in das Thema wissenschaftlich vertiefen zu müssen.

Cystische Fibrose, abgekürzt CF oder im deutschsprachigen Raum auch Mukoviszidose genannt, ist eine angeborene Erbkrankheit oder anders gesagt, eine tödliche, bzw. unheilbare Stoffwechselkrankheit. Was heißt das in der Theorie? Jeder 25. Mensch, also vier Prozent, sind Erbträger davon. Will es der Zufall nun, dass bei einem Elternpaar beide Individuen Erbträger sind, ist die Wahrscheinlichkeit, dass ihre Kinder tatsächlich die Krankheit aktiv haben theoretisch 3:1. Das heißt, wenn sie vier Kinder haben, ist statistisch eines ihrer Kinder von CF betroffen. Das CF-verursachende Gen ist rezessiv, was bedeutet, das gesunde Gen ist dominant. Folge dessen, sind zwei Kinder statistisch gesehen nur Erbträger und eines ist weder Erbträger noch krank. In der Praxis können aber auch, wie es bei meiner Familie der Fall war, alle zur Welt gebrachten Kinder die Krankheit haben. Ein Kind kann aber in jedem Fall nur dann von CF betroffen sein, wenn beide Elternteile Träger sind.

Wenn man „Definition Krankheit" googelt, stößt man auf folgenden Satz: Eine Krankheit ist eine Störung der normalen Funktion eines Organs oder Körperteils, auch des geistigen, seelischen Wohlbefindens.

Bei Mukoviszidose ist der Austausch der Salze von den Zellen zu ihrer Umgebung und zurück gestört, insbesondere dort, wo Flüssigkeiten im Körper gebildet werden, also in der Lunge, der Nase, der Bauchspeicheldrüse, der Leber, dem Verdauungstrakt, den Schweissdrüsen und den Fortpflanzungsorganen. Dort fehlt dann das Salz und die Zellen, welche die Aufgabe hätten, Schleim oder eine Flüssigkeit zu bilden, produzieren bei Erkrankten zu zähe und dickflüssige Sekrete.

Die Auswirkungen dieser Sekrete werden besonders augenfällig in den Atemwegen. Normalerweise bilden Schleim produzierende Zellen in der Bronchialschleimhaut eine feine Schleimschicht. Diese wird dann über die Flimmerhärchen auf der Zelloberfläche zum Mund transportiert. Dort hilft sie, die in die Lunge eingeatmeten Schmutzpartikel und Bakterien wieder abzutransportieren. So reinigen sich die Lungen stets selbst. Bei CF-Betroffenen jedoch wird von den schleimproduzierenden Zellen, statt dieser notwendigen feinen Schleimschicht, ein sehr zäher, klebriger Schleim gebildet. Dieser kann nur schlecht oder gar nicht abtransportiert werden und bleibt liegen. Die feinen und feinsten Bronchien werden dadurch verstopft. Verstopfte Bronchien können fast oder gar keine Luft mehr transportieren, die Lunge wird in Folge dessen nur unvollständig mit Luft gefüllt. Der liegen gebliebene Schleim und die dadurch verschlechterte Belüftung der Lunge sind ein idealer Nährboden für Bakterien und Viren aller Art. Sie können sich in diesem feuchtstickigen Klima wunderbar vermehren und es kommt deshalb fast immer zu einer chronischen Entzündung der Bronchien. Durch die entzündeten Bronchien und die narbige Umwandlung, gemeint ist, die Veränderung der Oberflächenstruktur der Lunge, wird wiederum die feine Struktur der Bronchien empfindlich gestört. Ohne Therapie würde die Lunge durch die Anstauung des Sekrets und die Entzündung der Bakterien relativ schnell vollständig zerstört werden. Sie wird durch diesen teuflischen Kreislauf von Schleimbildung vor allem auch in ihrer Hauptaufgabe, den Sauerstoff der Luft ins Blut zu transportieren, behindert und kann ihn im schlimmsten Fall gar nicht mehr wahrnehmen. Das bedeutet Sauerstoffmangel und ziemlich schnell einmal Lebensgefahr.

Vor dem akuten lebensbedrohlichen Zustand sind die Folgen Symptome wie chronischer Husten, aushusten von gelbem oder grünlichem Schleim, eine verstopfte Nase, Nasenpolypen, Kieferhöhlenentzündungen, sowie eine allgemeine eingeschränkte körperliche Leistungsfähigkeit.

Neben der Lunge ist auch der Verdauungstrakt betroffen. Denn dort sind auch besonders viele Schleim- oder Flüssigkeit bildende Zellen vorhanden. Auch dort ist der Schleim oder die produzierte Flüssigkeit zu zähflüssig. Besonders ungünstig ist dies im Falle des von der Bauchspeicheldrüse produzierten Verdauungssaftes. Der dickflüssige Bauchspeicheldrüsensaft verstopft die feinen Kanäle in der Bauchspeicheldrüse, sodass bald gar kein Saft mehr in den Darm gelangt. Dieser Saft ist notwendig, um alle Nahrungsmittel und Getränke, die wir zu uns nehmen, in kleine Teilchen aufzuspalten. Nur so kann alles überhaupt vom Darm resorbiert werden. Der gesunde Ablauf ist, dass alles, was konsumiert wird, zuerst im Dünndarm resorbiert wird und erst dann in den Dickdarm gelangt, wenn es sozusagen bereit zur Ausscheidung ist. Wenn die Nahrungsmittel nicht mit diesem Verdauungssaft vermischt werden, können sie jedoch nicht im Dünndarm resorbiert und dann auch nicht verstoffwechselt werden. Das heißt, es gehen alle Nährstoffe und Kalorien verloren, die sie mit sich bringen. Und Zucker, Fette und Eiweiße gelangen vom Dünndarm gänzlich unbearbeitet in den Dickdarm. Dieser versucht dann die Nahrungsbestandteile mit seinen Bakterien der Darmflora abzubauen. Diese Aufgabe ist aber natürlich für ihn allein zu groß. Die Betroffenen leiden deshalb an Blähungen und fettig glänzenden Stühlen oder sind von Durchfall und Bauchschmerzen geplagt. Deshalb sind CF-Betroffene meist auch trotz großer Essensmengen sehr dünn und gedeihen rein physiologisch nicht erwartungsgemäß. Die gute Nachricht ist, dieser Verdauungssaft kann künstlich hergestellt werden und steht in Form von Mini-Kügelchen in Kapseln verpackt zur Verfügung.

Die Lungenfunktion nimmt in der Regel über die Jahre immer mehr ab. Dies wird oftmals von schweren Infekten begleitet, welche im Regelfall medikamentös mit Antibiotika behandelt werden.

Die Krankheit gilt in der Schulmedizin bis heute als unheilbar und die Lebenserwartung für Neugeborene liegt aktuell im Durchschnitt bei knapp vierzig Jahren. Zur Zeit meiner Geburt war diese deutlich geringer. Da galt es schon als ein

Wunder, wenn ein CF-ler das Erwachsenenalter erreichte.

In der Schweiz sind rund 1.000 Personen von CF betroffen, in Deutschland etwa das Zehnfache dieser Zahl.

So, nach diesen ganzen Erklärungen zum Krankheitsbild, gehen wir jetzt also zurück zu meinem Lebensanfang mit der Diagnose CF.

Wir sind wieder bei meiner Geburt. Der bereits erwähnte Schweißtest wird gemacht, das Resultat, du kannst es dir denken, ich bin ein CF-ler, genau wie meine Schwester Monika. Auf Grund der nur 25-prozentigen Wahrscheinlichkeit, dass ich ebenfalls ein krankes Kind sein würde, ist dies natürlich ein harter Schlag für meine Eltern. Nun haben sie zwei kranke Kinder. Und als ob dies nicht genug wäre, kommt ein gutes Jahr nach mir mein Bruder Robert zur Welt und auch er ist „krank". Wie kann man so viel Pech haben, denkst du jetzt vermutlich.

Mein Bruder als das dritte Kind war eigentlich nicht geplant. Meine Eltern entschließen sich, kein Risiko mehr einzugehen und meine Mutter lässt sich unterbinden (eine Maßnahme, weitere Schwangerschaften zu verhindern).

Als er halbjährig ist, finden meine Eltern meinen Bruder leblos in seinem Bett. Obwohl die Wahrscheinlichkeit seines Todes meinen Eltern bekannt war, ist es sehr schmerzhaft. Ich möchte hier jedoch auch schonungslos ehrlich sein. Wenn man drei kranke Kinder hat, ist neben der Trauer über ein Totes auch die Erleichterung dabei, sich nun „nur" noch um zwei kranke Kinder kümmern zu müssen.

Fünfjährig

Und eines der zwei zurückgebliebenen kranken Kinder bin ich, nun also fünf Jahre alt. Es fängt somit die Zeit an, an die ich mich bis heute gut zurückerinnern kann.

Ich habe das Glück, dass ich wie ein Kind ohne schwere Krankheit aufwachsen darf. Meine Eltern behandeln und erziehen mich gerade so, als wäre ich gesund. Das heißt, keine Vorzüge und auch keine Nachteile. Weder sind meine Eltern extrem übervorsichtig mit mir, noch versuchen sie mich vor allem zu schützen. Sie sind beide von Haus aus Bauernkinder und stehen mit beiden Beinen fest im Leben. Dieser Kraft, die sie in meine Kindheit gebracht haben, habe ich viel zu verdanken. Ich kann mir nicht vorstellen, wie es damals für sie war und wie sie mit der ganzen Situation umgingen und umgehen, findet bis heute meine uneingeschränkte Bewunderung.

Sechsjährig

Ich gehe wie alle anderen Kinder in den Kindergarten. Mir wird nach und nach gewahr, wie meine Schwester in der zweiten Schulklasse mit Abstand die klügste Schülerin ist. Wegen ihres eher schlechten Gesundheitszustandes muss sie aber öfters der Schule fernbleiben. Sie hat große Mühe mit der Atmung und hustet sehr oft. So kommt es, dass andere Schulkameraden oder auch ich häufig ihren Schulranzen tragen.

Siebenjährig

Nun bin auch ich in der Schule angelangt und darf endlich

rechnen und schreiben lernen. So klug wie meine Schwester bin ich nicht, aber ich komme auch ganz gut und ohne große Mühen durch alle Fächer durch.

Zu diesem Zeitpunkt merkt man bereits, dass ich in der körperlichen Entwicklung leicht zurückbleibe. Mein Alltag wird von vereinzelten Kontrollterminen beim Hausarzt, ein Minimum an Therapiestunden und durch Einnahme von Medikamenten begleitet. Ansonsten merke ich selbst nicht viel von meiner Krankheit.

Meiner Schwester aber geht es immer schlechter. Irgendwann kann sie nicht mehr zur Schule. Nach mehreren Aufenthalten im Krankenhaus darf auch sie ihren Leidensweg auf dieser Erde mit neun Jahren verlassen und Zuhause in den Armen meiner Mutter einschlafen. Ich bin zu diesem Zeitpunkt draußen am Spielen und bekomme erstmal nichts mit.

An den Tod meines Bruders kann ich mich kaum erinnern, da ich zu dem Zeitpunkt selbst erst knapp zwei Jahre alt war.

Hier, als Monika stirbt, bin ich sieben und erinnere mich. Jedoch verdränge ich die damit verbundenen Gefühle meisterhaft. Dies ist für Kinder in diesem Alter vermutlich eine ganz normale Reaktion, die dem Eigenschutz dient. So kommt es, dass ich das ganze überspiele und bei meinen Schulkameraden wie auch im übrigen Umfeld sogar ins lächerliche ziehe, indem ich Witze darüber mache wie z.B., dass ich jetzt endlich nicht mehr teilen oder streiten müsse.

Von nun an bin ich also ein Einzelkind. Dies werde ich in Zukunft noch vermehrt (teils berechtigt - teils nicht) zu hören bekommen.

Meine Angehörigen tun mir in diesem Zeitraum kaum einen Gefallen, indem sie mich vor allem Mitleid spüren lassen und das Gefühl, ich sei etwas Besonderes. Natürlich nehme ich das niemandem übel und weiß, dass solche Dynamiken immer unbewusst und ohne bösen Willen entstehen. Meine Eltern, die in mir jetzt das letzte Kind haben, klammern sich natürlich umso mehr an mich. Hinzu kommt, dass sie zu diesem Zeitpunkt davon ausgehen, dass auch ich vor ihnen sterbe und wohl kaum das Erwachsenenalter erreiche.

Zusammengefasst, es ist wahrscheinlich der reinste Horror für sie.

In den nächsten Jahren folgen weitere Todesfälle in der Verwandtschaft und ein schwerer Autounfall meiner Mutter. Es scheint fast, als wäre unsere Familie von dieser Thematik verfolgt.

Weitere Schicksalsschläge und Todesfälle in der Familie respektive Verwandtschaft folgen in den nächsten Jahren, so dass das „Elend" kein Ende zu nehmen vermag.

Immerhin können es sich meine Eltern ein Jahr nach dem Tod meiner Schwester leisten, mit mir nach Gran Canaria in die Ferien und somit das erste Mal ans Meer zu fliegen. Endlich können wir alle einmal etwas abschalten und die schönen Seiten des Lebens genießen. Meine Eltern lassen es sich in der Folge nicht nehmen, fast jährlich wieder mit mir ans Meer zu fahren. Dabei stehen Destinationen wie Mallorca und Süditalien auf dem Programm.

Zwölfjährig

Ich komme nun in die Oberstufenschule. Körperlich ist es nicht mehr zu übersehen, dass ich auf Grund der Krankheit zurückgeblieben bin. Ich bin der Kleinste in der Klasse. Dieses Defizit muss natürlich ausgeglichen werden. Mein Mundwerk bietet sich hierfür an und dementsprechend entwickelt es sich. Ich war aber auch schon in der zweiten Primarschulklasse der Klassenkasper und meine Mutter durfte regelmäßig zur Elternsprechstunde antraben. Die Lehrer wissen nicht, wie sie Ruhe in die Klasse bringen können, wenn ich dabei bin. Im Gegensatz zu meiner körperlichen Unterentwicklung lässt sich mein schulisches Können aber immer noch sehen. Bald werde ich sogar der Förderklasse, damals etwas Positives, zugeteilt. Ich muss ehrlich sagen, die meisten Schulthemen fallen mir einfach leicht, denn fleißig bin ich immer noch nicht, sondern eher faul und ein Minimalist.

So stellt die Zeit der drei Jahre in der Oberstufenschule schulisch für mich kein Problem dar. Auf der Persönlichkeitsebene jedoch bin ich umso mehr gefordert. So komme ich durch meine Unterentwicklung oft unter die Räder. Mein Mundwerk trägt das Restliche dazu bei, dass ich auf Dauer weder bei meinen Mitschülern noch bei den Lehrern besonders gut ankomme. Irgendwie schaffe ich es, mir meinen Freundeskreis aufzubauen, wahrscheinlich weil ich trotz allem ziemlich selbstsicher durch die Gegend laufe. So genieße ich trotz meines gesundheitlichen Handicaps die Freizeit wie viele nicht kranke Jugendliche in diesem Alter: Ich spiele

Fußball, Skate, baue Baumhütten im Wald, rauche heimlich und klettere verbotenerweise auf Baukräne.

Gesundheitlich geht es mir den Umständen entsprechend gut. Das darf ich mit gutem Gewissen behaupten. Dennoch gehen die Ärzte zu diesem Zeitpunkt noch immer davon aus, dass ich wohl höchstens das Erwachsenenalter erreiche. Außer, dass ich viel huste und täglich Medikamente einnehme, bemerke ich selbst aber kaum Einschränkungen gegenüber den nicht kranken Jugendlichen.

Dreizehnjährig

In der Zwischenzeit, ich bin 13 Jahre, unternehmen meine Eltern mit mir wieder einmal einen Urlaubstrip. Es geht nach Florida, wo wir meinen Paten besuchen, der auf Grund seines Jobs auf einer Bank einen Sprachaufenthalt macht.

Das ist der Moment, wo ich vom klassischen Hausarzt zum CF-Spezialisten wechsle. Medizinisch gesehen, ist das natürlich ein großer Fortschritt und meine Überwachung respektive Betreuung wird damit optimiert.

KAP 2 Erwachsen werden

Zu der Zeit, in der ich vom Jugendlichen langsam zum Erwachsenen werde, ist es noch eher ungewöhnlich, dass ein CF-ler überhaupt das Erwachsenenalter erreicht. Deshalb wird das Thema kaum thematisiert und stellt dementsprechend für mich eine Herausforderung dar. Denn plötzlich bin ich ein fast schon „ausgewachsener Teenager" und siehe da, ich lebe noch. Und es geht mir den Umständen entsprechend gar nicht mal so schlecht.

So komme ich in die letzte Schulklasse. Auf Grund meiner guten Schulnoten sähen mich viele in meinem Umfeld gerne am Gymnasium und später studieren. Meine Eltern überlassen solche Entscheidungen jedoch glücklicherweise mir allein und versuchen nicht, mich zu beeinflussen.

Da ich weder die Schule noch das Lernen wirklich mag und es auf Grund meiner Lebenserwartung in meinen Augen keinen Sinn macht, weiter zur Schule zu gehen und somit vielleicht gar nie mein eigenes Geld verdienen zu können, erübrigt sich diese Frage für mich ziemlich schnell.

So mache ich einen Besuch beim Berufsberater und entscheide mich für die vierjährige Berufslehre zum Hochbauzeichner. Ich war immer gut in der Geometrie und habe Sprachen nie gemocht, so passt das ganz gut. Die Lehrstelle ist im eigenen Dorf schnell gefunden und die erste Hürde, nämlich den künftigen Lehrmeister vorgängig über die Krankheit und deren möglichen Folgen ins Bild zu setzen, ist auch geschafft. Da ich jetzt weiß, dass ich nach dem Schulabschluss versorgt bin, stelle ich jegliches Bemühen und Engagement in der Schule ein. Ich genieße meine Zeit, bevor der „Ernst des Lebens“ beginnt.

Die emotionalen und psychischen Herausforderungen nehmen indes zu. Ein starker Husten macht sich mehr und mehr bemerkbar und die körperliche Unterentwicklung ist inzwischen auch nicht mehr zu übersehen, respektive zu überhören. Denn mittlerweile bin ich wohl der einzig übrig gebliebene Junge meines Jahrgangs, der den Stimmbruch noch nicht hatte. Die entsprechenden Hänseleien bleiben selbstverständlich nicht aus. Ich bin ein absoluter Meister im Überspielen geworden und vermute daher, dass mir niemand anmerkt, wie ich darunter leide.

Damit nicht genug. Ich habe nun meine Tätigkeit als Hochbauzeichner-Lehrling begonnen und werde beim Beantworten der Telefonanrufe mit Frau Dobler begrüßt und verabschiedet. Naja, es gibt wohl Schlimmeres. Und die Zeiten werden sich ändern, und zwar gewaltig. Das kann mein verunsichertes damaliges Selbst aber natürlich nicht ahnen.

Vielleicht fragst du dich, welche Ziele hat ein Jugendlicher mit einer solchen Diagnose? Was will ein junger Erwachsener, der davon ausgeht, dass er grade mal noch einige Jahre zu leben hat, vom Leben? Ganz einfach:

Ich will die Autoprüfung noch bestehen und einmal legal Alkohol trinken dürfen. Und das Wichtigste; ich will wissen, was Sex ist und wie es sich anfühlt. Leider scheint genau dieser Wunsch zu diesem Zeitpunkt für mich fast unerfüllbar. Wie soll ein Junge in meiner Verfassung jemals eine Freundin finden? Trotzdem oder vielleicht gerade deshalb nehme ich jede Gelegenheit wahr, mich mit der anderen Spezies zu unterhalten.

Aber wie bereits erwähnt, die Zeiten ändern sich. Mittlerweile im 3. Lehrjahr angekommen, habe auch ich den Stimmbruch noch bekommen. Ich bestehe mit Bravur die Autoprüfung und bin zudem einer der ersten, der eine Freundin hat und zu diesem Zeitpunkt mit siebzehn Jahren seine Unschuld verliert.

Die Ziele sind also nun allesamt erreicht, was natürlich eine gewisse Bremskraft auf meine Motivation ausübt. Wofür lebe ich jetzt, was will ich, wie soll es weiter gehen? Denn, entgegen aller Erwartung und medizinischer Prognose, lebe ich ja immer noch.

Na gut, der nächste Schritt ist dann wohl, jeden einzelnen Tag, der noch bleibt, zu genießen und zu leben, als gäbe es kein Morgen mehr, denn wer weiß schon, wie lange mir noch bleibt? Und wie lebt man am besten so, als ob es kein Morgen gäbe? Natürlich, die Antwort kennt jeder, ob „krank“ oder nicht: Feiern, feiern, feiern. Und das nehme ich leider etwas zu wörtlich.

Das Ende meiner Berufslehre naht. Die Abschlussprüfung schließe ich mit einem Minimum an Lernaufwand ab. Und irgendwie habe ich es sogar geschafft, mich zwischen meinen ersten Alkoholexzessen und nächtlichen Streichen auf der

Straße noch um meine kurzfristigen Zukunftspläne zu kümmern.

Und wie meine Laune so spielt, kommt mir die glorreiche Idee, eine zweijährige Zusatzlehre zum Maurer in Angriff zu nehmen. Unschwer vorzustellen, wie mein Umfeld nach dieser Verkündung reagiert. Verständlicherweise schütteln so ziemlich alle ihren Kopf und fragen mich, was denn in mich gefahren sei. Wie wolle ich das mit meiner Krankheit in Einklang bringen? Man ist sich einig, eine Talfahrt meiner Gesundheit sei auf diesem Weg vorprogrammiert. Ich mache es trotzdem.

Und meine Eltern unterstützen mich auch darin. Sie kennen mich genau und wissen, wie wichtig es für mich ist, meinen eigenen Kopf zu haben. Bei einem Gespräch teilen sie mir mit, ich solle meinen Weg gehen, wenn ich der Ansicht sei, dass es das Richtige ist. Und glücklicher- und auch ein bisschen überraschenderweise unterstützt mich sogar mein Arzt, jedoch unter der Bedingung und in gegenseitigem Einverständnis, dass ich, sollte sich mein Gesundheitszustand drastisch verschlechtern, die Zusatzlehre umgehend abbreche. Damit ist der geschmiedete Plan besiegelt. Im besten Fall werde ich diese Berufsausbildung sogar abschließen, um anschließend wieder einen Bürojob anzunehmen und eigenes Geld zu verdienen.

Aber wie sagt man so schön, erstens kommt es anders und zweitens als man denkt. Ich bin definitiv gefordert und durchlebe weniger gute Zeiten während diesen zwei Jahren. Zwar sind die Bewegung und die frische Luft ein positiver

Aspekt in Bezug auf meine Gesundheit, zugleich stellt jedoch die körperliche Anstrengung in Verbindung mit den Witterungsverhältnissen die bisher wohl größte Herausforderung dar.

Natürlich will ich nicht wahrhaben, dass es mir gesundheitlich nicht sonderlich gut geht. In vielen Diskussionen, auf die ich mich nur widerwillig einlasse, wird mir nahegelegt, dass es vielleicht doch besser sei, dem nun ein Ende zu setzen. Ich denke nicht daran. Selbst wenn ich manchmal nächtelang durchhuste und oft mehr tot als lebendig zur Arbeit erscheine, gebe ich nicht so schnell auf. Ich bin es bereits gewöhnt zu kämpfen und habe auch nichts anderes erwartet, da ich seit Geburt an krank bin und der Verlauf in etwa der Norm entspricht.

Mehr noch, gegen Ende meiner zweijährigen Zusatz-Berufsausbildung übernehme ich die verantwortungsvolle Aufgabe, das neue Eigenheim meines Onkels zu erbauen. Ich bin wohlverstanden süße einundzwanzig Jahre alt zu diesem Zeitpunkt. Es handelt sich um den Neubau eines Zweifamilienhauses, bei welchem ich sämtliche Architektur- und Bauleitungsaufgaben auf mich nehme. Von der Projektierung über die Einreichung des Baugesuchs bei den Bewilligungsbehörden, der Ausführungsplanung bis hin zur eigentlichen Bauausführung mit den dazugehörigen Ausschreibungen und Vergabe der Arbeiten, sowie der örtlichen Bauleitung, bin ich verantwortlich und zuständig. Ich führe also alle Arbeitsgattungen an, vom Verlegen der Kanalisationsrohre bis hin zur Montage der Vorhangschienen. Ein paar Tage nehme ich mir dazu unbezahlten Urlaub bei meinem Arbeitgeber, um in der intensivsten Planungsphase die notwendigen Arbeiten innerhalb der Frist abliefern zu können. Den Rest erledige ich jedoch so nebenher und dies beinhaltet dann doch auch noch ein paar Nacht- und Wochenendschichten - schlaflose Nächte natürlich inklusive, weil ich ständig befürchte, dass ich dieser Aufgabe nicht gewachsen bin.

So gibt es auch und vor allem zu dieser Zeit meines Lebens einige Höhen und Tiefen. Gleichzeitig erhalten gerade diese Tätigkeiten mich am Leben. Tja und so will es geschehen, dass ich nach sehr erfolgreichem Abschluss dieser zweijährigen Zusatzlehre zum Maurer weiterhin als Vorarbeiter auf dem Bau arbeite und das für die nächsten fünf Jahre.

Ohne dass ich etwas ahne, steht die nächste schwierige Zeit in meinem Leben bereits vor der Tür, sowohl psychisch wie auch physisch.

KAP 3 Ich bin immer noch am Leben, und jetzt?

Wo stehe ich inzwischen? Ich bin etwa 21 Jahre alt und stehe jetzt, nun ja, mitten im Leben. Bei mir heißt das jedoch nicht, dass ich mich niedergelassen und gemütlich häuslich eingerichtet habe. Sondern ich stehe da, lebe wider Erwarten noch immer und habe weder irgendwelche Ziele noch Pläne, nicht in beruflicher Hinsicht und nicht auf der Beziehungsebene. Zu meiner Verteidigung muss ich sagen, aufgrund des erwarteten frühen Todes musste ich mich um solche Gedanken nie kümmern, was definitiv auch seine Vorteile hat. Ich ging einfach davon aus, dass ich in dem nun erreichten Alter ungefähr sterben würde und bis dahin allein mit der Bewältigung meiner Krankheit mehr als genug zu tun hätte.

So hatte ich bis hierher zumindest genug Zeit, mich auch um den Reiz des anderen Geschlechts zu kümmern und habe inzwischen mit 23 Jahren meine zweite Freundin. Sie ist zugleich meine erste große Liebe. Wir sind nun schon vier Jahre zusammen. Es steht mir jedoch eine Zeit der Veränderungen bevor, und zwar so ziemlich in jeder Hinsicht.

Alles fängt mit einem Artikel an, den mir meine Mutter zeigt. Er handelt davon, dass in Gran Canaria für CF-Betroffene eine sogenannte Klima-Kur angeboten wird. Ich kann mir zu diesem Zeitpunkt überhaupt kein Bild davon machen und rufe kurzerhand den Leiter der Kur an, der selbst CF hat, um mich genauer zu informieren. Die erteilten

Auskünfte und das Telefongespräch wirken auf mich sehr sympathisch. Ich entscheide ohne lang zu überlegen, an diesem dreiwöchigen Trip am Meer teilzunehmen. Wie sich später herausstellt, scheine ich zu Gran Canaria sowieso eine besondere Beziehung zu haben. Sicher kein Zufall, dass dort auch bereits meine ersten wirklichen Ferien mit meinen Eltern waren.

Am Flughafen angekommen und von meiner Freundin verabschiedet, warte ich nun also beim Treffpunkt auf die anderen Teilnehmer und das ganze Betreuungsteam. Dieses setzt sich zusammen aus einem Arzt, drei Physiotherapeuten und dem Leiter. Ich bemerke allerdings nicht, dass bereits andere Leute beim Treffpunkt sind. Schließlich kenne ich noch niemanden und bis zu diesem Zeitpunkt habe ich auch noch keinen Kontakt zu anderen Menschen mit CF gehabt, geschweige denn viel über meine Krankheit selbst gewusst.

Wie sich aber herausstellt, sind die anderen Wartenden alles CF-Betroffene, die auf den Beginn derselben Kur warten. Ich kann es kaum besser ausdrücken, als zu sagen, dass ich etwas schockiert bin von der kranken Ausstrahlung, die mir da entgegenstrahlt. Es sind aber alles sehr nette Menschen.

Noch viel lustiger ist jedoch, dass keiner der Anwesenden realisiert, dass ich ein CF-ler bin, da man mir dies auf den ersten Blick überhaupt nicht ansieht. Normalerweise sind die Betroffenen dünn und in der Haltung nach vorne etwas eingeknickt, oft bleich im Gesicht. Naja, wie soll ich sagen, man sieht es vielen einfach an, dass sie diese Krankheit mit sich tragen. Ich aber habe zu diesem Zeitpunkt ordentlich etwas auf den Rippen, und zwar an Muskelmasse. So wiege ich 85 kg bei einer Körpergröße von 1.85 m und das mit einem Körperfettanteil von knapp 10 Prozent. Dies ist das Ergebnis aus jahrelangem disziplinierten Krafttraining. Entsprechend strahle ich auch nicht gerade „den Kranken" aus.

Jetzt erst fällt mir das aber auf, vorher habe ich mich aufgrund fehlender Kontakte zu anderen Erkrankten immer mit den Gesunden verglichen. Jetzt weiß ich aber auch, weshalb mich ehemalige Schulkollegen nicht mehr wiedererkennen. Ich habe kaum bemerkt, dass ich zum Mann herangereift bin und mich zudem körperlich sehr stark verändert habe.

Ich gehe auf die Person zu, bei welcher ich in der Zwischenzeit beim genaueren Beobachten feststellen konnte, dass es sich um den Leiter der Kur handelt, und stelle mich vor. Der Empfang ist sehr herzlich und die ersten Gesprächspartner schnell gefunden. Zwei etwa gleich alte Jungs, die bereits gut miteinander befreundet sind, laden mich direkt nach dem Einchecken des Gepäcks auf ein Bier ein. Ich nehme die Einladung gerne an, und so fühle ich mich bereits mitten im Lager angekommen und gut aufgehoben.

Die Kur stellt mein ganzes bisheriges Leben auf den Kopf und ich muss mich diesbezüglich zuerst wieder zurechtfinden. Ich lerne dabei meine Krankheit erstmals so richtig im Detail kennen. Die Begegnungen sind sehr positiv und den sozialen Austausch empfinde ich als bereichernd. Nichts desto Trotz ist es für mich, als wäre ich von heute auf morgen in eine andere Welt katapultiert worden. Eine Welt so anders von jener, in der ich aufgewachsen bin. Wo mir der Kopf steht, weiß ich zu dieser Zeit nicht so genau. Bereits am ersten Abend wird erklärt, dass jeder seine Therapie, sprich die Inhalationen auf dem eigenen Zimmer, durchzuführen habe. Als ich dazu nochmals nachfrage, schauen mich alle mit fragenden Blicken an. Ich habe weder ein Inhalationsgerät dabei noch weiß ich, wann ich ein solches zum letzten Mal in meinem Leben benutzt habe. Entsprechend geht das Gelächter los, es ist allerdings sehr herzlich. Was meine Krankheit betrifft und wie damit umzugehen ist, kann ich zu diesem Zeitpunkt sehr viel von den anderen Teilnehmern lernen. Das Ganze hat allerdings auch seine Kehrseite, denn wie bereits erwähnt, stellt es meinen bisherigen Alltag komplett auf den Kopf. Zusammengefasst ist es aber eine sehr schöne und intensive Zeit in den 3 Wochen.

Das nach Hause kommen fühlt sich in etwa so an, als ob ich wieder mitten in der Pubertät angekommen wäre. Ich habe zwar viele tolle Erinnerungen und neue Erkenntnisse auf Gran Canaria gewonnen, durfte Freunde fürs Leben gewinnen, weiß jedoch noch fast weniger als zuvor, wie ich das weitere Leben bewerkstelligen soll. Durch Zufall ergattere ich einen Gelegenheitsjob als Barkeeper in einem Club. So führe ich meine bisherige Tätigkeit auf dem Bau weiter stundenweise bezahlt im Teilzeitpensum aus und arbeite 2-3 Abende pro Woche zusätzlich hinter der Bar.

Ich bin jetzt also 25 Jahre alt, arbeite bereits das zweite Jahr hinter der Bar und bin schon das dritte Mal bei der Klima-Kur auf Gran Canaria im November dabei. Die Wege meiner Freundin und mir trennen sich hier. Wir waren beide sehr jung, als wir zusammenkamen, haben uns beide in eine andere Richtung entwickelt und nun beschlossen, die schönen Erinnerungen mitzunehmen und die nächsten Abschnitte unseres jeweiligen Weges alleine zu gehen.

So genieße ich nun das erste Mal ein richtiges Single-Leben. Die Arbeit hinter der Bar lädt hierfür geradezu ein. Ich lasse kaum eine Gelegenheit aus, die Angebote und Flirts anzunehmen. Das erste Mal lasse ich so richtig die Sau raus und hole mir was ich will, um meine Bedürfnisse zu stillen. Vordergründig sind die sexuellen Bedürfnisse. Natürlich sind aber die Bettgeschichten nur das Mittel zum Zweck und ein Symptom des eigentlichen Bedürfnisses. Viel mehr als nach sexueller Betätigung suche ich nach Anerkennung und Bestätigung. Nichtsdestotrotz bin ich ein Mann und ein Teil in mir genießt mit allen Sinnen, was mir bezüglich der Frauenwelt widerfährt, habe ich doch noch vor ein paar Jahren gehofft, überhaupt einmal intimen Kontakt zu erleben.

Ich lebe zurzeit also in Saus und Braus und stecke mitten in der Partyszene drin. Ich werde sogar von einer Schweizer Reisegruppe als Animator in Ibiza engagiert, wo ich dreimal je eine Woche mitfliege. Die Gesundheit vernachlässige ich dabei allerdings beachtlich. Ich trinke auf Partys viel Alkohol, rauche zwischendurch Zigaretten und probiere sogar einige Drogen aus, namentlich Marihuana, Kokain und Ecstasy. Außer dem Krafttraining mache ich kaum Sport oder achte sonst auf mich. Meine Gesundheit verschlechtert sich dementsprechend stetig und bald kann ich nicht mehr verbergen, dass ich tatsächlich krank bin, besonders auch nicht mehr vor mir selbst.

Es wird klar, will ich weiterleben, muss mein Leben wieder geordnet und die Perspektiven neu bestimmt werden. Diesen Entschluss zu fassen ist jedoch nicht ganz einfach.

Langsam beginne ich zu erkennen, dass mein bisheriges Credo, jeden Augenblick auszukosten, da es der letzte sein könnte, nicht nur positiv war. Denn so buddhistisch das auch klingen mag, in meinem Fall versteckt sich dahinter auch ein wenig die Flucht vor der Auseinandersetzung mit meinem eigenen Leben und mir selbst. Dieser Wechsel ist ein Prozess und kommt mit viel Unangenehmen daher, dazu später mehr. Aber zuerst weiter in meiner Lebensgeschichte.

Während diese Erkenntnisse also langsam in mir heranreifen, steht ein weiteres Jahr auf Gran Canaria an. Mittlerweile ist die Insel zu meiner zweiten Heimat geworden und nach der anfänglichen Aufregung, hat sich auch der Kur-Alltag für mich normalisiert.

Ich lerne dort eine deutsche Reiseleiterin kennen und verliebe mich ziemlich schnell in sie. Der Abschied nach drei Wochen ist der Übliche in solchen Situationen und wir versprechen uns beide, den Kontakt aufrecht zu erhalten und offen dafür zu sein, was die Zukunft bereithält.

Die liebe Zukunft. Zurück in der Schweiz habe ich hierzu noch immer keine besonderen Perspektiven und Ziele. Entsprechend leicht und intensiv kommt die Idee auf, nach Gran Canaria zurückzugehen, bzw. für unbestimmte Zeit dort zu bleiben und einen Job zu suchen. Es vergehen einige

Wochen und Monate. Der Kontakt zwischen meiner Bekanntschaft und mir wird immer weniger und eines Tages teilt sie mir mit, sie habe einen neuen Mann kennengelernt. Dummerweise ist mein Flug zu diesem Zeitpunkt bereits gebucht, die Wohnung gekündigt und das Auto verkauft. Die Dame bietet mir freundlicherweise an, sie würde mir trotzdem helfen, einen Job zu suchen, falls ich den Flug antreten möchte. Ich lehne dankend ab. Danach geht es mir ziemlich schlecht. Alles hatte ich auf diese Karte gesetzt und bin nun völlig orientierungs- und ahnungslos, wie es weitergehen soll. Zum Glück rüttelt mich ein guter Freund von mir auf. In diesem Moment meines Lebens realisiere ich endgültig, dass es nichts bringt in Selbstmitleid zu versinken und ich trotz meiner Krankheit Verantwortung für mich und mein Leben übernehmen möchte. Und dazu passt nach Gran Canaria wegen einer verflossenen Liebe abzuhauen nicht gerade. So bleibe ich da.

KAP 4 Wieder Fuß fassen

Die Veränderungen im Außen finden etwas langsamer statt. Ich lebe noch immer in Partylaune und vieles ist mir mehr oder weniger egal, gleichzeitig setze ich aber langsam wieder einen Stein auf den anderen, natürlich nicht ohne das eine oder andere Intermezzo.

Ich bin inzwischen zurück zu meinen Eltern nach Hause gezogen und die wilden Gewohnheiten beruhigen sich allmählich. An der Fasnacht in Lörrach lerne ich eine Frau kennen und wir verlieben uns beide auf den ersten Blick. Es ist mehr Verknalltheit denn Liebe. Die Auserwählte ist in Berlin aufgewachsen und wohnt zurzeit in Düsseldorf. Die Fernbeziehung stellt uns vor Herausforderungen. In der Regel sehen wir uns alle zwei bis drei Wochen, entweder sie fliegt nach Zürich oder ich fahre die rund sechs Stunden mit dem Auto zu ihr. Nach acht Monaten verläuft auch diese Beziehung im Sand und ich lerne innerhalb kurzer Zeit die nächste Frau kennen, auf die ich mich einlasse. Sie kommt aus meinem Dorf. Aber auch mit ihr ist nach zwei Monaten Bekanntschaft bereits wieder Schluss (ich weiß wieder einmal nicht, was ich will). Alle diese Geschichten waren aber vielleicht sowieso nur eine Vorbereitung auf das, was nun passiert. Denn kaum ein paar Tage sind vergangen, da lerne ich meine wahre Liebe und „Seelenverwandte“ kennen.

Es passiert an einem meiner letzten Abende, an denen ich offiziell hinter der Bar arbeite. Es handelt sich um den Einsatz an einem Groß-Anlass, bei dem viele verschiedene Bars in einer Halle, bzw. einem Festgelände zur Party einladen. Der Abend hat gerade begonnen und die ersten Besucher bereits das Gelände gestürmt. Da sehe ich von weitem eine wunderschöne, große, schlanke Blondine auf meine Bar zukommen. Sie hält nicht an, sondern läuft an mir und meiner Bar vorbei. Unsere Blicke kreuzen sich, für Sekundenbruchteile nur, doch es schlägt voll bei mir ein. So, wie ich es zuvor noch nicht erlebt habe. Ich kannte dieses Gefühl bis dahin nicht, aber ich weiß, dass ich diese junge Frau kenne, obwohl ich sie nicht kenne. Du weißt schon, was ich meine und vielleicht hast du dieses Gefühl auch schon erlebt. Es ist unmöglich mit Worten zu beschreiben. Ohne zu wissen warum, fühlt man eine unglaublich tiefe Verbindung und Vertrautheit. Es fühlt sich an, als ob wir zueinander gehören.

In diesem Moment nimmt man das Äußere kaum noch wahr. Obwohl die Frau vor mir auch objektiv überdurchschnittlich schön ist, bewusst ist mir ihre äußere Perfektion in diesem Moment keine Sekunde, denn dieser intensive Gefühlszustand nimmt meinen ganzen Körper, meinen Kopf und mein Herz vollständig ein. Da bleibt kein Platz für Anderes, Nebensächliches, Äußeres. Wie es der Zufall will, muss ihr Noch-Freund, mit dem sie freundlicherweise vor meinen Augen rumknutscht, die Party wegen Krankheit frühzeitig verlassen. Meine Auserwählte bleibt jedoch mit einem Kollegen weiter auf der Party. So erhalte und nutze ich die Gelegenheit, mit ihr einige Worte über die Bar-Theke hinweg auszutauschen. Dabei nehmen wir kaum mehr wahr, was links und rechts von uns geschieht. Das Bedienen der durstigen Gäste darf nun mein Barpersonal komplett übernehmen.

Am besagten Abend biete ich ihr als Gentleman selbstverständlich an, dass ich sie nach getaner Arbeit nachhause fahre. Da sie keine fahrtüchtigen Freunde mehr vor Ort hat, nimmt sie dieses Angebot zwar an, macht mir jedoch klar, dass sie nichts anderes will als nachhause gefahren zu werden. Natürlich bleiben meine Versuche trotzdem nicht aus, aber es bleibt bei ihrem Wunsch. Ich drücke ihr meine Visitenkarte in die Hand und überlasse alles andere dem Schicksal.

Und siehe da, bereits nach einer guten Woche meldet sie sich bei mir und wir treffen uns umgehend. Von diesem Tag an geht sie bei mir ohne Ausnahme täglich ein und aus und übernachtet auch bei mir. Mit ihrem bisherigen Lover hat sie die Beziehung ziemlich abrupt beendet.

Auch sie wurde von denselben intensiven Gefühlen übermannt, als wir uns das erste Mal begegnet sind. Zwei Monate nach unserem ersten Blickkontakt haben wir bereits eine gemeinsame Wohnung. Die Weichen für unsere gemeinsame Zukunft sind nun definitiv gestellt.

Übrigens muss ich bereits am zweiten Tag mit der Wahrheit betreffend meines Gesundheitszustandes rausrücken. Durch ihr ausgeprägtes Gespür für alle Lebewesen, kann ich ihr in dieser Hinsicht unmöglich etwas vormachen. Meine Krankheit interessiert sie jedoch nur aus anatomischer und spiritueller Hinsicht. Dass ich allenfalls nicht alt werde, scheint sie nicht zu interessieren, bzw. glaubt sie nicht. Sie hat (zum Glück) eine andere Sichtweise auf die Gesundheit und das

Leben, von der ich noch viel lernen werde.

In der Zwischenzeit habe ich einen neuen Job als Projekt- und Bauleiter begonnen. Zeitgleich absolviere ich die dazugehörige Ausbildung / Schule berufsbegleitend. Mein Beruf ist in vieler Hinsicht sehr interessant, stellt aber auch eine Herausforderung dar. So ist es eher die Ausnahme, dass ein junger Mann mitten in den Zwanzigern Baustellen führt und koordiniert, bei welchen er für bis zu 120 Arbeiter verantwortlich ist, die teilweise alle gleichzeitig vor Ort sind. Termine, Kosten und Qualität sind Themen, welche es im Griff zu haben gilt. So führe ich selbstständig die ganzen Bauleiterarbeiten für über 20 verschiedene Berufs- / Arbeitsgattungen durchs Band aus, angefangen bei der Ausschreibung und der Vergabe der Arbeiten, der Terminplanung und der Kontrolle, bis hin zur örtlichen Bauleitung und den ganzen anschließenden Abrechnungen. Hinzu kommen auch noch die Käuferbetreuungen mit den dazugehörigen Sonderwünschen.

Ich bin jetzt 27 Jahre alt und komme der 30 somit immer näher, was in meinem Fall fast unheimlich erscheint. Zwar wandle ich gesundheitlich oftmals grenzwertig durch die Gegend, schaffe es aber immer irgendwie, mit der Gesellschaft mitzuhalten, ohne krankheitshalber der Arbeit fern zu bleiben. Und hey, dabei habe ich noch nicht mal eine Lunge transplantiert bekommen.

Mein Lebensstil fordert allerdings auch seine Opfer. Von der Lebensqualität bleibt nicht viel übrig.

TEIL 2

Mein Leben heute und unser Leben in Zukunft

KAP 5 Umbruchstimmung und Neuanfang

Zurück zu meiner großen Liebe, sie heißt Stephanie. Dass sie meine wahre Liebe und Seelenverwandte ist, kann ich natürlich zum jetzigen Zeitpunkt noch nicht wissen, da mir diese Gefühlslage bisher unbekannt war, trotzdem nehme ich diese Aussage frech vorweg.

Mein Leben erfährt einmal mehr entscheidende Wendungen. Stephanie ist mehr als acht Jahre jünger als ich. Trotz ihrer 19 Jahre und der damit verbundenen großen Portion Unerfahrenheit, zeigt sie in gewissen Bereichen und Lebenslagen eine erstaunliche Reife. Ich meine damit hauptsächlich auf der Gefühls- und spirituellen Ebene.

Unsere Geschichte klingt vielleicht bis hier übertrieben harmonisch und schön, genau das ist sie aber ganz und gar nicht. So existieren zwischen uns teilweise ganz andere Ansichten, was unsere ohnehin schon spezielle Konstellation auch nicht einfacher macht. Es ist dann auch seit Beginn unserer Beziehung oftmals ein anstrengendes Miteinander und das wird es auch in Zukunft bleiben. Und trotzdem oder gerade deshalb spüren wir beide eine unbeschreiblich tiefe Verbundenheit, welche mit jedem Tag noch stärker zu werden scheint.

Bis zu diesem Zeitpunkt bin ich in etwa so aufgewachsen und erzogen worden wie die meisten in unserer Gesellschaft. Mit all den Mustern, die uns von den Eltern, Schulen, Religionen, der Werbung und der Politik mitgegeben werden.

Nun aber kommt eine Zeit, in der ich eine gewisse Naivität diesbezüglich ablege und beginne, alles kritisch zu betrachten und zu hinterfragen. Ich öffne mich für Neues und zugleich versuche ich mich tiefgründiger mit gewissen Fragen auseinanderzusetzen.

Ich stehe immer noch so im Leben, wie man es in unserer Gesellschaft gewohnt ist und gerne sieht. Ich habe eine anständige schulische wie berufliche Bildung, habe einen guten Job und gehe täglich meine acht bis zehn Stunden zur Arbeit, um mich dann am Wochenende wieder von dieser zu erholen.

Meine Krankheit und der Austausch mit Stephanie mögen möglicherweise der Auslöser dafür sein, dass ich nun aber einem Wandel entgegenstrebe. Viele Fragen wurden bisher in meinem Leben teils bewusst, teils unbewusst verdrängt. Warum bin ich krank, warum ich, warum genau diese Krankheit? Was ist der Sinn dahinter und wo steckt überhaupt der Sinn des Lebens? Weshalb kommt ein Mensch schon krank zur Welt und warum muss er auch noch daran sterben? Ich beginne nun, diesen Fragen auf den Grund zu gehen.

Dank Stephanie, die in meinen Augen eine extrem gesunde Lebenseinstellung hat, gerät mein Leben wieder etwas in geordnetere Bahnen. Dies kommt meiner Gesundheit natürlich zugute, wenn auch nur langsam, dafür umso konsequenter.

Ich verabschiede mich allmählich vom regelmäßigen Ausgehen an Wochenenden sowie dem Alkoholkonsum und fange an, meiner Gesundheit mehr Beachtung zu schenken. Mit viel Freude bewege ich mich sogar wieder öfters an der frischen Luft. Ich beginne Bücher zu lesen, etwas völlig Neues für mich. Es sind keine Romane, sondern Bücher über Glaube, Mentalität, Politik, Gesundheit und Krankheit, Ernährung, usw. zum Teil also eher esoterischer Kram - kurz, Bücher wie dieses hier. ☺

Ich habe das Glück, dass ich diese Bücher trotz der sehr packenden Inhalte immer mit einer gesunden Distanz betrachten kann und mich weder in ihnen verbeiße, noch von den Inhalten wahnsinnig machen lasse. Dies ermöglicht mir jederzeit eine vernünftige Wertung und Einschätzung der Themen, wodurch ich mir gut meine eigene Meinung bilden kann.

Und genau das ist eines meiner größten Anliegen an meine Leser und somit an dich. Aus tiefstem Herzen wünsche ich allen Menschen, dass sie wieder mehr anfangen, selber zu denken, nicht alles glauben und hinnehmen, wie es ihnen präsentiert wird. Kritisch sein, heißt für mich aber nicht, ein Verschwörungstheoretiker sein zu müssen. Dennoch habe ich für die Verschwörungstheoretiker unter uns gute Neuigkeiten, die mit etwas Humor genossen werden dürfen: Wenn man alles glauben möchte, was die Verschwörungstheorien erzählen, dann müsste die Welt voller Kriege, unser Essen voller Giftstoffe, der Himmel voller Schadstoffe, und Konzerne sowie Banken mächtig sein. Normale Bürger hätten wenig zu entscheiden, denn es gäbe geheime Verträge, ein Chip-Implantat für den Menschen, Lügen in den Medien,

Korruption in der Politik und vieles mehr. Aber wir sehen nichts davon, alles ist gut.

Oder hat der Verschwörungstheoretiker vielleicht einfach den Mut, sich die Frage zu stellen, ob er seitens Regierung und der verschiedenen Industrien (Rüstungsindustrie, Pharmaindustrie, Nahrungsmittelindustrie, Atomindustrie etc.) verarscht wird? Diesen Mut zu haben, ist nämlich ganz nüchtern betrachtet weder blöd noch paranoid.

Kritisch sein, heißt aber für mich ebenso wenig, sich von solchen Fragen (und den eventuell erschreckenden Antworten) verrückt machen zu lassen oder sich nur noch darauf zu fokussieren, was alles schlecht läuft auf dieser Welt. Ansonsten besteht die Gefahr, sich in dieser Negativität zu verlieren und somit noch mehr Negativität zu kreieren. Zu beidem will ich sicher nicht anregen. Mein Anliegen ist ein anderes: Lasst uns einfach wieder vermehrt eigene Meinungen bilden und Verantwortung übernehmen.

Im folgenden Kapitel möchte ich deshalb einerseits meine Fragen und die Antworten, die ich gefunden habe, mit dir teilen. Andererseits möchte ich dir zeigen, wie du diese Infos nutzen kannst, um den nächsten Schritt zu machen, nämlich dein eigenes Leben so zu gestalten, dass es glücklich und gesund ist, unabhängig davon, was alles nicht rund läuft auf dieser Welt. Meiner Meinung nach geschieht eine gesunde eigene Meinungsbildung erstmals über Informationsbeschaffung abseits der Mainstream-Medien, aber dann vor allem auch über die eigene Erfahrung und Anwendung dieser Informationen. Nur über das, was man erlebt hat, kann man auch authentisch sprechen. Das heißt für mich gleichzeitig, die Verantwortung für unser Leben zu übernehmen. Nimm dein Herz in beide Hände. Nur du allein bestimmst schlussendlich deinen Weg.

KAP 6 Unheilbar krank oder doch nicht?

Ja, was denn nun? Wie weiter, was als nächstes? Oder spielen diese Fragen vielleicht gar nicht so eine entscheidende Rolle, wie ich bisher dachte?

Eines ist mir inzwischen klar geworden: Mit meinem Handeln und meinem SEIN kann ich sowohl mein Leben wie auch meine Gesundheit beeinflussen. Zu diesem Zeitpunkt ahne ich jedoch noch nicht, wie grenzenlos die Möglichkeiten hierzu tatsächlich sind. Im Folgenden möchte ich auf die einzelnen Bereiche eingehen, in denen ich von den konventionellen Methoden abzuweichen begann und über die ich nun deshalb aus meiner eigenen Erfahrung sprechen kann. Dabei werde ich auch sehr kritisch und provokativ über die einzelnen Themen sprechen. Meine Einladung an dich: Bilde dir deine eigene Meinung! Das muss nicht die sein, die ich in diesem Buch vertrete. Auch behaupte ich nicht, dass ich die vollständige Wahrheit kenne oder alle meine Aussagen stimmen, die ich im Folgenden mache. Was ich behaupten darf, ist aber, dass alle folgenden Informationen entweder auf meiner eigenen Erfahrung beruhen, aus eigenen intensiven Recherchen oder aus Gesprächen mit Menschen aus den betreffenden Bereichen stammen. Jedes Unterkapitel repräsentiert dabei als Beispiel jeweils einen von vielen Bereichen, mit denen ich mich befasst habe. Ich möchte damit dazu anregen, auch bei anderen Themen etwas weiter zu denken.

„Wer keine Zeit für seine Gesundheit hat, wird später viel Zeit für seine Krankheiten brauchen“.[2]

Schulmedizin vs. Alternativmedizin

An dieser Stelle ist mir etwas sehr wichtig. Ich bin mir vollkommen im Klaren darüber, dass sich die Schulmedizin in den letzten Jahren entwickelt hat und es heute Medikamente gibt, welche es früher nicht gab. Einige davon dürften mich vielleicht sogar am Leben erhalten haben. Andere haben aber bestimmt auch ihre Spuren hinterlassen, vor allem wenn ich an die ganzen Nebenwirkungen der Antibiotika denke. Heute bin ich der festen Überzeugung, hätte ich den Weg, den ich heute gehe, nicht eingeschlagen, wäre ich inzwischen tot. Leider haben mir das die Tode anderer Leidensgenossen, die auf dem konventionellen Therapieweg geblieben sind, bestätigt. Außerdem werden meine beiden für die Krankheit verantwortlichen Genmutationen der schwersten Klasse zugeordnet. Dies dürfte auch den frühen Tod meiner Geschwister mit denselben Mutationen zu einem großen Teil erklären. Das heißt, selbst als ich noch auf dem konventionellen Therapieweg war, musste ich schon mehr für einen guten Gesundheitszustand tun als andere mit den vergleichbar gleichen Einschränkungen. Oder anders gesagt, würde ich gleich wenig für meine Gesundheit unternehmen, wie es andere CF-Betroffene teilweise tun, hätte ich sicher nicht dieses Leistungslevel auf Dauer halten können.

---

[2] Sebastian Kneipp, deutscher Naturheilkundler und katholischer Theologe 1821-1897

Wie gesagt, die Schulmedizin hat ganz sicher auch ihre Berechtigung, besonders wenn man an die Notfallmedizin oder die Chirurgie denkt. Mich alleine darauf zu verlassen, ist aber für mich persönlich keine Option und garantiert nicht nachhaltig. Leider sind aus meiner persönlichen Erfahrung längst nicht alle Ärzte tatsächlich daran interessiert, dass der Mensch gesund ist oder wird. Einige beschränken sich darauf, zu zeigen, mit welchen Medikamenten Symptome bekämpft werden können und nennen das dann medizinischen Erfolg. Immerhin verdienen sie zusätzliches Geld mit Medikamenten, die sie uns verschreiben - klingelts? Das ist keine Anschuldigung. Es ist mir bewusst, dass die meisten der Ärzte sich dessen kaum bewusst sind und aus ihrer Wahrnehmung und mit ihrem Wissen optimal handeln. Sie sind ebenfalls Opfer eines Systems. Mir tun die Ärzte in dieser Hinsicht manchmal sogar leid. Aus meiner Sicht wachsen sie nämlich in ein System hinein, dem sie sich letztendlich genauso ausgeliefert fühlen wie einige Patienten. Es geht schon bei der Ausbildung los, deren thematischer Inhalt maßgeblich von der Pharmaindustrie bestimmt wird.

Es ist für mich total nachvollziehbar, dass, wenn man als junger Absolvent von der Schule kommt und in den angeblichen Tempel der heiligen Medizin schreitet, vom Wissen und den Möglichkeiten dieses Tempels mehr als beeindruckt ist. Und als junger Mensch hinterfragt man tendenziell auch nicht so schnell - schon gar nicht als angehender Mediziner. Man ist froh, den Studienplatz bekommen zu haben und muss nun Wissen in sich reinstopfen - und zwar eine ganze Menge.

Wie gesagt, es gibt aber natürlich auch die anderen. Und ich hatte das Glück, auch von diesen anderen Ärzten einige kennenzulernen. Auch habe ich ehemalige Ärzte getroffen, die sich früher oder später alternativen Behandlungsmethoden und Praxen zugewandt haben, weil sie sich mit den bisherigen Behandlungsmethoden nicht mehr identifizieren konnten / wollten.

Meine persönliche Sicht auf die Medizin wurde zum Beispiel auch durch das Buch „Gespräche mit Gott" geprägt und ich möchte mit dir an dieser Stelle ein Zitat daraus teilen:

„Durch die Entwicklung von Medikamenten, die die Arbeit übernehmen, die an sich Euer Körper tun sollte, habt ihr so resistente Viren geschaffen, dass sie locker Eure ganze Spezies auslöschen können."[3]

Man kann darüber diskutieren, aber ich finde, es sollte in erster Linie mal zum Denken anregen.

Oder stell dir einmal das folgende fiktive Gespräch einer gängigen Sitzung bei einem Arzt vor.

Patient: „Herr Doktor ich fühle mich nicht gut, kann mir aber nicht erklären, woran es liegen könnte."

Doktor: „Ich möchte, dass Sie zwanzig Minuten meditieren, und das zweimal am Tag. Machen sie dreißig Minuten Sport täglich und vermeiden Sie industriell verarbeitete Lebensmittel. Essen Sie viel Obst und Gemüse ökologischen und biologischen Ursprungs. Verbringen Sie mehr Zeit draußen in

---

[3] Walsch 2009

der Natur und weniger drinnen. Hören Sie auf, sich um Dinge zu sorgen, die Sie nicht kontrollieren können. Schalten Sie den Fernseher aus und kommen Sie bitte in drei Wochen wieder."[4]

Was denkst du wohl, wie viele der Leiden, deretwegen Menschen einen Arzt aufsuchen, mit diesem Rat ganz ohne irgendwelche medikamentöse Behandlung wieder verschwinden würden?

Die Natur hat uns mit Körper, Geist und Seele ausgestattet. So stelle ich mir die Frage, ist körperliche Gesundheit ohne seelische Gesundheit überhaupt möglich? Die moderne Medizin behandelt in erster Linie körperliche Symptome. Dem Geist und der Seele schenkt sie kaum Beachtung. Mehr noch, sie hat sich über die letzten Jahrhunderte gerade so auf den Körper spezialisiert, als ob dieser wie eine Maschine zu verstehen ist. Das enge Zusammenspiel von Körper, Geist und Seele ist aus dem Blickfeld geraten. Deshalb erstaunt es mich auch nicht, dass die Medizin keine anderen Heilungsprozesse in Betracht zieht, solche dann aber als Spontanheilung betitelt.

Für mich gibt es nicht nur das eine oder das andere, was richtig ist und ich möchte nicht gegen eine Seite aufhetzen. Aus meiner Sicht ist es schade, dass die Schulmedizin, die Alternativmedizin und die spirituelle Szene nicht wirklich miteinander, sondern gegeneinander arbeiten. Besser wäre es, wenn sie sich ergänzen würden. Denn damit, so glaube ich,

---

[4] Quelle unbekannt

könnten sehr viele Probleme unserer Zeit gelöst werden. Die teilweise vorhandene Arroganz auf beiden Seiten und dass keine andere Meinung zugelassen wird, stört mich besonders. Ich muss nun sagen, ich persönlich habe diese Art von Arroganz mehr bei Ärzten erlebt denn in der „spirituellen" Szene, weiß jedoch sehr wohl, dass sie auf beiden Seiten bestehen kann.

Eine kleine Anekdote hierzu: Ein Tiefenpunktpressur-Therapeut und ehemaliger Arzt hat einmal in meiner Anwesenheit die Aussage gemacht, dass, wenn die Mediziner endlich den Körper und dessen Anatomie verstehen würden, sie mit einem endlich aufhören würden, nämlich dem Pfuschen. Natürlich finde sogar ich diese Aussage hart, trotzdem denke ich, ist da zumindest etwas Wahrheit dran. Ich komme nicht umhin, mich manchmal extrem darüber zu wundern, wie gewisse Mediziner sich Urteile über Therapieverfahren erlauben, mit denen sie sich gar nicht eingehend beschäftigt haben, geschweige denn jemals einen Patienten damit behandelt haben.

Ich möchte zum Thema Schuldmedizin vs. Alternativmedizin gerne die nachfolgenden Äußerungen machen, welche nach der Idee von Johann Biacsis stammen. Es geht dabei um Fakten zur Impfung und Erläuterung alternativer Substanzen. Denn wenn die Medizin und die Forschung schon von Fakten redet, dann sollte sie meiner Meinung nach nicht nur die Fakten auftischen, die ihren Profiteuren dienlich sind. Deshalb halte ich anschließend einmal andere Fakten fest, zum Thema impfen selbst soll dann später noch mehr folgen.

Chlordioxid ist, als wirksames Desinfektionsmittel, das bekanntermaßen alle Erreger abtötet, sehr eng mit dem Thema impfen verbunden. Seit den Selbstversuchen Jim Humbles und seiner Nachahmer bzw. auf Grund tausendfacher Selbstversuche wissen wir, dass Chlordioxid auch im Körper wirksam ist.

Fakt ist, dass mit Chlordioxid alle Infektionen behandelt werden können, weil Chlordioxid alle Erreger abtötet. Und zwar im und am Menschen.

Einzig mit den Hohlorganen (Innenbereiche von Blase, Lunge und Darm) gibt es Erschwernisse. Alles, was vom Blut erreicht wird, kann auch mit Chlordioxid, besonders mit Unterstützung von DMSO erreicht werden.

Fakt ist, dass die Industrie und ihre Vertreter Chlordioxid mit Vehemenz schlecht reden. Sie bezeichnen es als Gift, als gefährlich und als unwirksam. Und das stimmt nicht!

Fakt ist, jeder kann Chlordioxid selbst ausprobieren, indem er dazu frei und kostenlos verfügbare Informationen nutzt - ohne Lebensgefahr, und ohne in Gefahr zu geraten, bleibende Schäden zu verursachen (wie von der Industrie behauptet wird).

Fakt ist, dass man das von sehr vielen "Medikamenten" nicht behaupten kann.

Fakt ist, dass das kindliche Immunsystem von den Inhaltsstoffen der ersten Mehrfachimpfung schwer geschädigt werden kann (um nicht zu sagen wird), dass in einigen der Fälle

Autismus ausbricht, in vielen Fällen durch Gehirnschwellungen infolge der Metallzusätze auch andere kognitive Schäden auftreten und dass der kindliche Organismus bzw. sein Immunsystem nachhaltig geschädigt wird / werden kann.

Fakt ist, dass der "so behandelte" Mensch zeitlebens von Impfungen und anderen künstlichen, das gestörte Immunsystem ersetzenden Maßnahmen abhängig wird!

Fakt ist, dass ungeimpfte Kinder gesünder sind, seltener schwer erkranken und seltener zum Arzt müssen. Das berichten auch Mütter, die ihre ersten Kinder durch Impfung geschädigt sahen und bei den nachfolgenden Kindern einen direkten Vergleich haben, da sie diese nicht mehr impfen ließen.

Fakt ist, dass viele Opfer irgendwelcher Infektionskrankheiten und viele Krebsopfer auf das Konto der Industrie gehen, weil sie das Verbot der Anwendung von wirksamen und billigen Maßnahmen und Mitteln - die mit ihren zugelassenen Substanzen, Mitteln und Maßnahmen in unmittelbarer ökonomischer Konkurrenz stehen - (wie Chlordioxid, DMSO, Kolloidales Silber, Wasserstoffperoxid, Borax, Cannabis) - vehement vorantreibt. Und daher auch Chlordioxid und andere Substanzen im Infektionsfall oder bei Krebserkrankungen nicht angewendet werden dürfen, meist selbst dann nicht, wenn die etablierte Medizin mit ihren Mitteln und Maßnahmen keine Erfolge verzeichnet und den Organismus bereits nachhaltig geschädigt haben. Beispielsweise im Falle von Antibiotika resistente Keimen, den meisten Vireninfektionen, Spirochäten (Borreliose bzw. Lyme Erkrankung) und einige Bakterienerkrankungen, Amöben und Pilze und die meisten Krebsarten.

Fakt ist, dass durch die unbeeinträchtigte Entwicklung des Immunsystems, Menschen und auch tierische Organismen in die Lage versetzt sind, mit den meisten Infektionskrankheiten gut zurechtzukommen. Beeinträchtigungen sind Hunger oder unausgewogene Ernährung, schlechte hygienische Verhältnisse, Stress (Kriege) oder aus der Umwelt stammende Schädigungen wie Metalle und hormonartige Substanzen (Strontium, Aluminium, Schwermetalle, Weichmacher etc.).

Fakt ist, dass in den seltenen Fällen, wo das eigene, nicht beeinträchtigte Immunsystem nicht oder nicht ausreichend funktioniert - weil das Immunsystem gerade belastet oder geschwächt ist, oder durch die allgegenwärtigen Aktoren des modernen Lebens wie Strahlung, metallische und organische Schadstoffe belastet und gehemmt ist, oder mit Mikroorganismen konfrontiert wird, die nicht aus der Natur stammen, also laborbürtig sind, wie vermutlich Ebola, oder bei Tieren das China-Virus und weitere - mit Chlordioxid, WPO, DMSO, Borax, Kolloidalem Silber und weiteren Substanzen, die teilweise direkt aus der Natur stammen, erfolgreich gegen die Infektion unterstützt werden kann.

Die Lobreden auf die Impfung und deren Wirksamkeit sind teilweise weit überzogen, wie nachträgliche statistische Betrachtungen über Jahrzehnte, über die Verläufe der verschiedenen Infektionen (Polio, Pocken, Encephalitis usw.) und der Wirksamkeit der verabreichten Impfungen zeigen. Selbst wenn in vielen Fällen der Mechanismus der Immunisierung tatsächlich funktioniert, verursacht der Eingriff in die Immunabläufe, nachhaltige Schwächung des Immunsystems, wodurch der Mensch auf die Industrie und deren Produkte vermehrt angewiesen ist.

Quintessenz

Um gesund zu bleiben und die Unabhängigkeit von laufend nötig werdenden Behandlungen zu erreichen, gilt:

Schadstoffe, die sich bisher im Körper teils kumulativ angehäuft haben (und deren Existenz von der etablierten Wissenschaft teilweise geleugnet wird), ausleiten, die Zufuhr weiterer schädigender Substanzen weitestgehend abstellen (durch schadfrei hergestellte Nahrung und evtl. Filtern von Trinkwasser, meiden von Chemikalien in Bekleidung und Kosmetik sowie das weitestgehende Vermeiden von Strahlung aus unserer modernen Lebensumgebung).

Tägliche körperliche Last und Abkehr vom Alltagsstress durch Aufenthalt in der Natur, und Ablehnung des Zwanges Maximalleistung zu erbringen ist genauso förderlich, wie die Abkehr vom Diktat des immerwährenden Wachstums.

Auch eine völlige Abstinenz von Impfungen und Substanzen, die Nebenwirkungen haben und nicht aus der Natur stammen, ist ratsam. Dies gilt auch für synthetisch hergestellte, der Natur nachgebaute Substanzen. Nachbilden von Mineralien und Vitaminen, die durch industrielle Landwirtschaft auf der Strecke blieben und aus unseren Feldfrüchten fehlen, und ersetzen von Vitamin D, das durch mangelnden

Aufenthalt in der Sonne nicht gebildet werden kann.

Dabei kann es auch sinnvoll sein, Erfahrungen anderer zu nutzen und mit eigenen Erfahrungen abzugleichen.

Argwohn sollte man gegenüber Informationen, die aus der etablierten Wissenschaft mittleren jüngeren Datums stammen, zeigen, wenn nicht sicher ausgeschlossen werden kann, dass es sich um Forschungsaufträge bestimmter ökonomisch interessierter Gruppen handelt. Derselbe Argwohn sollte einem gegenüber Informationen, die aus den Mainstreammedien stammen, innewohnen, weil der dringende Verdacht besteht, dass diese Informationen im Zusammenhang mit Gesundheit, Ernährung und auch politisch, manipulativ wirken sollen und nicht der realen Wirklichkeit entsprechen (Schlagworte wären da: Milch, Fleisch, Warnung vor Vitamin C, D, Krebsbehandlung, aber auch die Flüchtlingsfrage, Feindbilder, Rassenhass etc.).

Soviel zu den Fakten.

Wenn nun Leute zu diskutieren beginnen und diese Erfahrungen absprechen wollen oder versuchen, mit Forderungen nach wissenschaftlichen Belegen, diese Verfahren, Maßnahmen und Substanzen madig zu machen, sei nur so viel dazu gesagt:

Wissenschaftlich nachzuweisen, um Zweifler zu überzeugen, ist eine Sache (nicht meine). Eine andere Sache ist die eigene Erfahrung, das wertvollste Element menschlichen Fortschrittes und aus meiner Sicht höher zu bewerten als synthetisch - theoretische Behauptungen. Man kann dies übrigens sehr gut gerade am Beispiel von Chlordioxid sehen, das wir als nützliches unschädliches Mittel verwenden und einsetzen können, während von offizieller Seite, diese Substanz als gefährlich, giftig und schädlich dargestellt wird - obwohl es bisher keinen einzigen Todesfall im Zusammenhang mit Chlordioxid gegeben hat, und auch kein Mensch namhaft gemacht werden kann, der dauerhaften Schaden davongetragen hätte, selbst bei unsachgemäßer Anwendung.

Hier soll also scheinbar nicht der Mensch geschützt werden, sondern die Umsätze der Industrie! Konkret gesagt: Jeder, der sich gegen Chlordioxid wendet, jedoch die Möglichkeit gehabt hätte, sich zu informieren, oder sich vom Umgang damit selbst zu überzeugen, müsste als Beauftragter der Industrie angesehen werden, der die Umsätze der Industrie auf Kosten unserer Gesundheit erhalten möchte, und damit gegen die Gesundheitsbestrebungen der Menschen gerichtet ist! Ja ich weiß, das klingt sehr hart.

Ich möchte an dieser Stelle erinnern, dass im Zusammenhang mit zugelassenen und eingesetzten Medikamenten und Impfungen, sich in Vergangenheit viele Todesfälle ereignet haben, konkret bei Papillomaimpfung, um nur ein Beispiel zu nennen. Avastin wird in den Vereinigten Staaten wegen seiner furchtbaren Nebenwirkungen und nachgewiesener Wirkungslosigkeit nicht mehr von Privatversicherungen finanziert und wird bei uns ungehemmt weiter verordnet, als gäbe es diese Information nicht. Da ist Handlungsbedarf, nicht bei Chlordioxid.

Als Conclusio kann gesagt werden: Jeder, der sich für

Substanzen stark macht, die sich in irgendeinem Zusammenhang als schädlich erwiesen haben, kann nicht unser Wohl im Blickwinkel haben und ist mit Argwohn zu betrachten. Sorry!

Ich denke, dass die Zeit der Erduldung von Angriffen seitens der Industrie vorüber sein sollte. Ich habe deswegen herausgearbeitet, wessen Vaters Kind jemand ist, der von hunderttausenden Anwendern geprüfte und angewendete Substanzen schlecht zu machen versucht.

Es muss klar herausgestellt werden, dass die Verunglimpfung nützlicher Substanzen verbrecherischen Charakter hat und jedenfalls nicht als Bagatelle abgetan werden darf!

Wenn Substanzen sich im praktischen Einsatz als rettend und hilfreich erwiesen haben, sich gleichzeitig als unschädlich erwiesen haben, ist jedes Bemühen von Seiten der Nichtanwender, dies zu unterdrücken, als Aktion gegen Gesundheit und Leben zu betrachten, und nicht umgekehrt.[5]

Ja ich weiß, ich kann es nicht verheimlichen, dass ich mit der Schulmedizin nicht immer ganz einig bin. So bin ich z.B. auch ein bekennender Impf-Gegner, ein ganz umstrittenes Thema.

Impfen; Segen oder Fluch?

Falls du dich zu diesem Thema von einer anderen Seite informieren möchtest als von der schulmedizinischen Seite her, so kann ich, um nur eine von ganz vielen Quellen zu nennen,

[5] Vgl. Biacsics 2016

den Film „Wir impfen nicht! Mythos und Wirklichkeit der Impfkampagnen“ empfehlen.

Weiter aus einem Bericht von René Gräber: Seitens der etablierten Medizin werden uns Daten aus Statistiken als Fakten vorgelegt, welche Impfungen als nützlich und notwendig darstellen. Nur ein Beispiel: In der EU soll sich die Zahl der Masernfälle zwischen 2016 und 2017 verdreifacht und 50 Todesopfer gefordert haben. Ergo, die Masernimpfung schützt vor einem tödlichen Risiko, dass auf dem Vormarsch ist. So einfach, wie sie scheint, ist die Gleichung aber nicht. Was uns dieselben Experten nämlich verschweigen, ist Folgendes: Gemäß offiziell veröffentlichten Statistiken der CDC und VAERS (Vaccine Adverse Event Reporting System), die ein viel größeres Patientenkollektiv als das der EU abdecken und somit um einiges repräsentativer sind, lag die Mortalität bei der Einführung der Masernimpfung im Jahr 1963 bereits bei knapp null Prozent. Und das wohlgemerkt ganz ohne Impfungen. Dieselbe verschwiegene Statistik zeigt weiter, dass zwischen 2004 und 2015 keine Todesfälle aufgrund von Masern zu beobachten waren. Die Zahl der Todesfälle aufgrund von Masernimpfungen dagegen lag bei 108. Wo also kommen diese 50 Todesfälle aufgrund von Masern her?[6]

Ich selbst kann hier von der Erfahrung der Gripppe-Impfung berichten. Früher habe ich diese jedes Jahr gemacht. In meinem Fall wird diese Impfung dringend empfohlen.

---

[6] Vgl. Gräber 2018

Glücklicherweise gibt es bei uns (noch) keinen Impfzwang und so darf ich noch immer selbst entscheiden, ob ich geimpft werden möchte oder nicht. Seit rund 10 Jahren lasse ich mich nicht mehr impfen und seitdem war ich nie mehr krank. Und ja, das meine ich wirklich so, ich habe seither keinen einzigen Tag bei der Arbeit gefehlt.

Bitte entschuldige nun meine erneute Provokation, aber all diese Informationen sollten schon zum Nachdenken anregen und lassen die plausible Vermutung zu, dass die Schulmedizin der Pharmaindustrie hörig und gefügig ist. Diese macht nämlich mit den Impfstoffen ein finanziell sehr lukratives Geschäft.

Bezeichnend ist auch, und das ist inzwischen kein Geheimnis mehr, dass sich Ärzte eher selten impfen lassen[7]

Und wenn scheinbar sogar Edward Jenner, ein Impf-Erfinder, auf dem Sterbebett erkannt haben soll, was er der Menschheit damit Schlimmes angetan hat, dürfte das schon gewisse Zweifel übriglassen.

Das Thema impfen ist ja mit den aktuellen Masernfällen wieder präsent wie selten zuvor. Schade nur, dass nie ein Wort darüber verloren wird, wie viele der Opfer sogar geimpft sind / waren. Man muss nicht per se gegen das Impfen sein, jedoch bekunde ich starke Mühe damit, dass die Impfschäden unter den Teppich gekehrt und nicht publik gemacht werden. Und ja, es gibt sie! Jeder soll für sich selbst entscheiden dürfen, was „richtig" ist. Wenn aber nun die

---

[7] Anm. d. Verf.

eine Seite sogar eine Strafe für die andere Seite fordert oder Impfpflicht eingeführt werden soll, dann finde ich, hört der Spaß auf und man sollte sich das nicht gefallen lassen müssen (und ganz ehrlich, ich würde sogar lieber die Strafe zahlen als mich oder meine Kinder impfen zu lassen). Und alle, die jetzt mit Vergleichen wie Regeln im Straßenverkehr usw. kommen, bitte vergesst es, das ist wie Äpfel mit Birnen zu vergleichen und einfach nur lächerlich! Genauso lächerlich, wie die Argumente der Impfbefürworter, welche je länger desto mehr auszugehen scheinen und der Pharmalobby vielleicht bald nicht mehr die Kassen füllen dürften. Noch trauriger ist, dass die meisten dieser „Experten" keine Ahnung haben und es sich meist „bloß" um irgendwelche (Wirtschafts)-Interessenvertreter und / oder Politiker handelt, welche sich noch nie wirklich mit der Materie auseinandergesetzt haben und dem „Strom" folgen oder blind den „Göttern in weiß" nachplappern, denn die sind ja schließlich entsprechend ausgebildet (und von wem wohl finanziert?). Auch wenn die Menschen aufzuwachen scheinen, sorgt die evidenzb(l)asierte Medizin nach wie vor dafür, dass dies nicht so schnell geschieht und in den täglichen Nachrichten der Staatsfernsehen wird dies mit allen Mitteln zu verhindern versucht. Dabei wird mit Falschangaben, vermeintlichen Studien und Statistiken oder sogar mit nicht belegten und absolut falschen Behauptungen auch noch gelogen, dass sich die Balken biegen. Da kann man noch lange alles als Verschwörung bei den Impfgegnern betiteln, solange bei den Befürwortern selbst Verschwörung praktiziert wird. Es gibt mittlerweile genügend Beweise und Fakten, welche das

Gegenteil belegen. Da dürfte es auch nicht verwunderlich sein, dass sogar immer mehr Mediziner oder „ehemalige“ gegen die Impfung sind (frag mal deinen Arzt, ob er geimpft ist!). Ich kann in dieser Sache nur dringend jedem raten, sich eingehend zu informieren, kritisch zu hinterfragen und nicht einfach alles blind zu glauben bzw. ein bisschen logisch zu denken. Ich fasse meine Meinung zum Thema impfen in einem Satz zusammen:

Ein Kind, das auf natürliche Weise von einer „gesunden“ Mutter geboren wird und somit durch das Verschlucken des Vaginalsekrets mit einer ersten Darmbesiedlung von nützlichen Bakterien versorgt und anschließend ausreichend gestillt wird, muss aus meiner Sicht nicht geimpft werden. Mit anderen Worten: Eine nicht natürliche Geburt und der Verzicht auf das Stillen, können auf Grund der fundamentalen Fehlbesiedlung des Darms und dem damit verbundenen geschwächten Immunsystem Argument sein, ein Kind teilweise impfen zu müssen.

Egal wie man sich entscheidet, ich lasse jeden in Ruhe, der sich oder seine Kinder impfen möchte, aber dann erwarte ich von der Gegenseite das gleiche. Denn, und das ist schlussendlich immer dieselbe Frage, die bei mir übrigbleibt; wenn impfen das hält, was es verspricht und die Befürworter davon so überzeugt sind, weshalb fühlen sie sich dann so bedroht und wovor haben sie Angst, denn sie sollten in dem Fall ja geschützt sein und es kann ihnen nichts passieren.

Und zur aktuellen medialen Hysterie, die man dringend relativieren sollte, nur so viel als Beispiel: In unserem Kanton mit 160'000 Einwohnern gab es in den letzten 5 Jahren lediglich 8 Masernfälle. Auch hier kein Wort, ob die „Opfer" geimpft waren oder nicht. Ich weiß persönlich von solchen Fällen und die waren geimpft. Die Ausrede der Ärzte lautete: Damals gab es nur falschen Impfstoff.

Na klar, kann ja mal passieren, keine weiteren Fragen... außer: Wie viele Tote gab es in den letzten 5 Jahren auf Grund von Medikamenten, Ärztepfusch und und und...?

Übrigens, die Masern waren bereits bei der Einführung der Impfung so gut wie ausgerottet. Du glaubst mir nicht? Dann informiere dich bitte selbst.

Vielleicht möchtest du noch mehr Informationsmaterial zum Thema Impfen und ich bin sicher, dass du davon reichlich über alle möglichen Kanäle finden wirst. Falls du noch eine abschließende Empfehlung von mir wünschst, weise ich dich gerne auf das rote Buch von Daniel Hasler mit dem Titel „Impfen, das Märchen vom Schutz"[8] hin. Ich finde dieses Buch äußerst leicht erklärt und glaube, dass es auch für jeden Laien gut verständlich ist.

ADHS - eine neue Volkskrankheit?

Hier schweife ich gleich noch etwas weiter ab und komme zu einem weiteren brandaktuellen Thema, nämlich den von ADHS betroffenen Schulkindern. Eine neue Krankheit? Eine wirkliche Krankheit oder doch eher eine Erfindung der Pharmalobby? Für mich ist es überaus auffällig, dass gerade

---

[8] Hasler 2015

in den letzten Jahren die Anzahl Fälle von ADHS diagnostizierten Kindern explosionsartig gestiegen sind. Da kann doch etwas nicht stimmen, aber was? Ist es die Erziehung von heute? Falsche Ernährung? Mangel an Bewegung? Art und Menge des Lehrstoffs in den Schulen von heute? Oder alles zusammen? Wie auch immer. Klar ist, die Pharmaindustrie verdient verdammt viel an diesem Umstand, denn die Kinder, die (angeblich) von ADHS betroffen sind, werden mit dem Medikament Ritalin ruhig gestellt. Dieses Medikament enthält den Wirkstoff Metylphenidat und unterdrückt, gemäß Aussagen von Betroffenen, die Gefühle komplett. Mir wurde geschildert, man sei nicht mehr sich selbst und es wäre wie, als hätte man Scheuklappen vor den Augen und keinen Zugang mehr zu den eigenen Emotionen - von weiteren unerwünschten Nebenwirkungen und Spätfolgen ganz abgesehen. Da muss man sich doch fragen, ist das tatsächlich ein Fortschritt in unserem Gesundheitswesen oder ist es einfach das traurige Abbild einer Gesellschaft, in der alles, was neben der Spur läuft, fehl am Platz ist? Die „ADHS“-Symptome können durchaus auftreten, haben aber nichts mit Krankheit zu tun. Im Übrigen lassen sie sich auch mit entsprechender Ernährung und alternativen Methoden behandeln.

Unser Bildungssystem

Leider bin ich noch nicht ganz fertig mit meinen kritischen Anstößen, denn zum Schulsystem möchte ich unbedingt auch noch etwas loswerden. Ist unser heutiges Schulsystem respektive der Lehrplan tatsächlich das, was unserer Zukunft dienlich ist? Wollen wir unsere von Natur aus kreativen

Kinder tatsächlich in diese Muster pressen, in denen es nur noch darum geht, in Rekordzeit möglichst viel Fachwissen auswendig zu lernen? Fachwissen, von welchem die Lernenden aber nicht begreifen, worum es geht, geschweige denn, wo sie es im Leben gebrauchen können. Das meiste aus den heutigen Lehrplänen ist kein praxisorientiertes Wissen und somit im Leben oftmals schlichtweg unbrauchbar. Es sind Lehrpläne, welche die Kinder oftmals völlig fertig machen und überfordern. Ihre eigenen, kreativen Fähigkeiten dürfen meist überhaupt nicht mehr entfaltet werden.

Ich frage an dieser Stelle: Sollte den Kindern nicht besser tatsächlich etwas fürs Leben beigebracht werden? Eine Bildung, die ihnen beispielsweise lehrt, anständig und respektvoll mit Mitmenschen kommunizieren zu können, Selbstvertrauen zu erlangen, auf ihre Intuition zu achten und den Mut zu haben, ihrem Herzensweg folgen, egal was andere darüber denken? Wäre es nicht sinnvoller, die Kinder darin zu unterstützen, die Natur in ihrer Schönheit und ihrem Nutzen zu sehen und zu erkennen? Fragen, über die es sich nachzudenken lohnt, finde ich.

Als Ergänzung zu dieser Rubrik sowie den Themen Erziehung und Schule noch etwas auf die humorvollere Art aber mindestens genauso zum Nachdenken anregend, die folgenden Zitate, welche man sich auf der Zunge zergehen lassen kann. Auch dazu dürfte man sich Gedanken machen, was auf dieser Welt vielleicht schieflaufen könnte, worüber bzw. über deren Auswirkungen die meisten Menschen sich immer beklagen.

Es gibt einen Unterschied zwischen glücklichen Kindern und Kindern, die gut darin sind, die Erwartungen der Erwachsenen zu erfüllen." (Armin Fähndrich)

„Es gibt zwei Arten, sein Leben zu leben: Entweder so, als wäre nichts ein Wunder, oder so, als wäre alles eines. Ich glaube an Letzteres." (Albert Einstein)

"Ein Kind, das zum angemessenen Zeitpunkt und auf die angemessene Weise gelehrt wird, kann innerhalb von vier bis sieben Monaten ohne Schwierigkeiten den ganzen Stoff lernen, der in sechs Jahren Primarschule gelehrt wird. Es gibt deshalb keinen Grund, den offiziellen Lehrplan zu respektieren …" (Rebeca Wild)

„Keines Menschen Kenntnis kann über seine Erfahrung hinausgehen." (John Locke, Philosoph der Aufklärung)

"Der große Unterschied zwischen einem Schullehrer und einem echten Philosophen ist, dass der Schullehrer glaubt, eine Menge zu wissen, was er seinen Schülern ständig einzutrichtern versucht. Ein Philosoph versucht, zusammen mit seinen Schülern den Dingen auf den Grund zu gehen." Sophie (Sofies Welt)

"Wir können ein Gedankenspiel machen: Stellen Sie sich vor, es gäbe keine Schule und wir könnten vom Nullpunkt aus eine erfinden. Wenn wir Schule jetzt neu erfinden würden, würde etwas herauskommen, das mit bestehenden Strukturen überhaupt keine Ähnlichkeit mehr hätte." (Richard David Precht)

Würden sich Schulen um die Potenziale der Schüler kümmern, müssten drei Viertel der Konsumgeschäfte schließen, etliche Fernsehprogramme und Internetforen auch. (Prof. Dr. Gerald Hüther)

Erzieht eure Kinder nicht dazu, reich zu werden. Erzieht eure Kinder dazu, glücklich zu werden. Wenn sie erwachsen sind, sollen sie nicht den Preis der Dinge kennen, sondern ihren Wert! (Indianische Weisheit)

Die Arbeit wartet, während du dem Kind den Regenbogen zeigst. Aber der Regenbogen wartet nicht, bis du deine Arbeit beendet hast. (Chinesische Weisheit)

„Die Schule ist jenes Exil, in dem der Erwachsene das Kind solange hält, bis es imstande ist, in der Erwachsenenwelt zu leben, ohne zu stören." (Maria Montessori)

„Wieso lehrt die Schule Biologie und Chemie, aber nicht wie man gesund lebt? Mathematik, aber nicht wie man mit Geld umgeht? Englisch und Deutsch, aber nicht wie man miteinander kommuniziert." (Anm. d. Verf.)

Mein neuer Weg

Wie haben nun solche und weitere Informationen meinen Weg beeinflusst? Nun, sie haben mir definitiv gezeigt, dass ich mich für wirklich stimmige Antworten auf meine Lebensfragen ganz sicher nicht nur nach außen, sondern auch nach innen wenden muss. Und sie stoßen schleichend vonstattengehende Prozesse an, die spätestens mit dreißig dazu führen, dass ich konkrete Maßnahmen ergreife, die auch der

Ursache der Auswirkungen meiner Krankheit auf den Grund gehen, anstatt nur die Symptome bekämpfen. Ich fange endlich an, mich einerseits mit meinem Körper, andererseits eben auch mit meinem Geist und meiner Seele zu befassen. Das führt auch dazu, dass ich immer weniger Medikamente benötige, die mir auf Dauer nicht nur nützen, sondern leider auch schaden und im Übrigen auch der Staatskasse anlasten. Wie man nachfolgend feststellen wird, kann ich das praktisch ausnahmslos mit Erfolg umsetzen. Und wie heißt es doch so schön, was einem Recht gibt, ist einzig und allein der „Erfolg“ oder für mich schöner gesagt, das positive Ergebnis.

„Die moderne Medizin kümmert sich um unsere Krankheit, weil sie davon lebt. Um unsere Gesundheit aber müssen wir uns selber kümmern, denn davon leben wir.“[9] Und das bedeutet eben, die Summe aller unserer Anteile zu berücksichtigen und weder den Körper, noch den Geist, noch die Seele zu vernachlässigen.

Sich von alten Mustern und Glaubenssätzen lösen

„Alle sagten, dass es nicht geht, bis einer kam, der das nicht wusste und es einfach getan hat.“[10]

Ich erzähle gerne, was ich alles getan habe und immer noch tue, von dem die meisten sagen, dass es nicht geht oder nicht richtig sei. Ich erzähle hier nur von Maßnahmen und (Be-)Handlungen, welche bei mir oder bei Menschen, die

---

[9] Quelle unbekannt

[10] Alte Volksweisheit

ich persönlich kenne, klare Ergebnisse zeigten. Dieses Buch soll dir in erster Linie eine Hilfe anhand von Eins-zu-eins-Beispielen sein.

Wie bereits klar geworden sein dürfte, sehe ich an der Art und Weise, wie unsere Gesellschaft im Moment funktioniert, vieles sehr kritisch. Das bedeutet aber auch, dass jeder individuell eine Verantwortung dafür trägt, ob er solche vorgegebenen Meinungen, Antworten und Muster übernehmen will oder eben seine eigenen finden und anwenden möchte. Einfach ist das nicht. Ich denke sogar, dass es sehr viel Mut und noch mehr Geduld braucht, die üblichen uns vorgegebenen und angelernten Muster aufzugeben und alte Pfade zu verlassen. Gegen den Strom zu schwimmen, ist bekanntlich immer anstrengender.

Ich beobachte gerade bei Menschen mit einer Krankheit oder im Speziellen bei CF-Betroffenen, dass sie sich oft mit ihrer Situation abgeben und hinnehmen, wie es ist. Das ist, weil sie glauben, dass es nicht anders sein kann. Sie verlassen sich auf das, was ihnen „qualifiziertes Fachpersonal" sagt. Für mich bedeutet eine solch passive Hingabe an die Krankheit ohne jegliches Hinterfragen nichts anderes, als sich selber aufzugeben. Ich wünsche mir sehr, dass dieses Buch ein wenig dazu anregt, dich immer wieder zu fragen, ob hinter deinen Gewohnheiten und den damit verbundenen Angeboten nicht auch eine gewinnorientierte Industrie stehen könnte, die dich glauben macht, du bräuchtest dieses und jenes? Besonders stark habe ich diese Erfahrung gemacht mit Produkten und Anwendungen, die betreffend ihrer Wirksamkeit üblicherweise schlecht dargestellt werden, wobei gerade das Gegenteil der Fall ist. Folgende drei Beispiele dazu:

Kolloidales Silber

Ich möchte damit eines von ganz vielen Beispielen nennen. Vor einiger Zeit habe ich mich zum Thema Kolloidales Silber versucht, schlau zu machen. Dabei war ich überrascht, dass es dazu eine ganze Menge an Informationen gibt und wie stark dieses „natürliche Antibiotika" in der Geschichte verankert ist. Irgendwann habe ich mich entschieden, es bei mir selbst auszuprobieren und dies auf verschiedene Arten. Die Langzeiterfolge, welche ich damit erzielen konnte, haben meine hohen Erwartungen teilweise sogar übertroffen. Zu meiner Überraschung ist das Silber in der Anwendung sehr angenehm und im Gegensatz zu den meisten Medikamenten ohne irgendwelche Nebenwirkungen. Man kann es selbst herstellen und es kostet so gut wie nichts. Was auch erklären könnte, weshalb die Pharmaindustrie wenig daran interessiert sein dürfte und es kaum Studien dazu gibt bzw. diese nicht finanziert werden. Wobei mich solche Studien eh nicht sehr interessieren würden, da ich keiner Studie glaube, welche ich nicht selbst gefälscht habe.

Ätherische Öle

Sie wirken allein schon über die jeweilige Duftnote, können aber in Einzelfällen auch äußerlich angewendet werden.

Hanfprodukte

Das gleiche gilt in meinem Fall aber auch für Hanfprodukte,

inhaliert oder je nach dem sogar oral eingenommen. Sie kosten im Vergleich zu den Medikamenten kaum etwas und sind mindestens genauso wirkungsvoll wie diese, nur eben meistens wieder ohne die Nebenwirkungen. Wer mag, kann gerne mal ein paar Minuten im Internet recherchieren, welche Eigenschaften Hanf als Rohstoff aufweist und weshalb dieses Produkt aber trotzdem so gut wie verbannt wurde aus unserer Gesellschaft. Ich persönlich finde es überaus fraglich, um nicht zu sagen bedenklich. Aber hier schließt sich für mich wieder der Kreis über die Logik einer gewinnorientierten Industrie (in Italien gibt es für solche oder ähnliche Verbrechen eine Organisation mit fünf Buchstaben).

Was den Hanf betrifft, so frage ich mich sowieso, weshalb wir nicht Papier für die täglichen Tonnen von Zeitungen, Kartons, Papiertaschentücher usw. mit Hanf herstellen und stattdessen lieber ganze Regenwälder abholzen? Regenwälder, die dazu benötigt würden, unseren Sauerstoff zum Atmen in der Atmosphäre zur Verfügung zu stellen. Hanf kann günstig angebaut und leicht geerntet werden. Zudem kann Hanf nicht nur für die Papierproduktion verwendet werden, sondern auch für starke Seile, qualitativ gute Kleidung, abbaubares Plastik, gesunde Nahrung, Baumaterial und sogar für nachweislich wirksame Arzneien. Die Realität ist aber, dass Hanf so billig angebaut und so leicht geerntet werden kann, dass eine Riesenlobby den Anbau von Hanf zu verhindern versucht. Anstatt dass diese Leute der Welt gestatten würden, diese einfache Pflanze zu nutzen, die fast überall angebaut werden kann, haben sie Angst, vieles zu verlieren.

Nur ein Beispiel von vielen, wie Gier den gesunden Menschenverstand ausschaltet. Und um das Ganze noch in Zahlen zu nennen: 1 Hektar Cannabis (lat. für Hanf) kann bis zu 120 Hektar Baumbestand für die Papierindustrie ersetzen. Denn Cannabis liefert im Verhältnis zur Fläche viermal so viel Zellstoff und wächst 30mal schneller als Bäume. Hanf ist ab der Saat in etwa 12-16 Wochen ausgewachsen. Doch stattdessen werden weiterhin Bäume zur Papierherstellung gefällt.

Mein Lebensstil heute

Ich kann heute mit meinem Lebensstil wirklich auf viele Medikamente verzichten. Dazu gehören hauptsächlich Antibiotika, aber auch Cortison-Präparate und vermeintlich harmlose Medikamente mit bronchial erweiternden Wirkstoffen, die auf Dauer die Lunge auch „lahm" machen und ihr schaden. Zudem fühlt sich meine Lunge bzw. die Atmung ohne diese Medikamente viel entspannter und selbstständiger an, ich habe nicht dieses hochgezüchtete, verfälschte und schlussendlich beengende Gefühl in mir.

Zur Beruhigung kann ich noch bestätigen, dass nach längerer Einnahme der Alternativen und insbesondere beim Kolloidalen Silber sich meine Werte und Blutwerte nicht negativ verändert haben, im Gegenteil. Ebenfalls konnten mittels MRI- und CT-Untersuchungen der Lunge keine Silberrückstände bzw. Ablagerungen (wie von einigen behauptet wird) festgestellt werden. Und ich gehe immer noch regelmäßig zur Kontrolle, damit ich auf dem aktuellen Stand bleibe.

Oft werde ich gefragt, ob ich denn nun „geheilt" sei. Und natürlich erhoffen sich die Leute, dass ich diese Frage klar mit ja oder nein beantworte. Vielleicht hast du dich das auch schon gefragt. Ich muss leider alle enttäuschen und die Gegenfrage stellen: Was heißt es denn, geheilt zu sein? Was ist Heilung wirklich? Für mich ist nicht in erster Linie wichtig, ob ich nun den Titel krank oder heil respektive gesund tragen darf, sondern wie es mir geht, wie glücklich ich bin, wie wohl sich mein Körper, meine Seele und mein Geist fühlen. Aus meiner Sicht hat jeder Mensch seine kleineren oder größeren Leiden, ob dies nun körperlich oder emotional oder beides ist, spielt gar keine Rolle. Man kann sich ganz grundsätzlich die Frage stellen, wann denn nun jemand als gesund oder krank zu betiteln ist und warum eine solche Bezeichnung überhaupt nötig sein sollte? Viel entscheidender ist für mich, wie und mit welcher Einstellung man die Herausforderungen in seinem Leben angeht, was man aus ihnen macht, ob man die Geschenke hinter ihnen erkennen kann. Im Endeffekt zählt für mich, dass jeder Mensch es schafft, aus seiner ganz persönlichen Situation das Beste zu machen und ein erfülltes, glückliches Leben zu führen.

Diejenigen, die mich nach meinem Heilungsstand fragen und sich lieber auf belegte Fakten abstützen, kann ich aber doch noch mit einer halbwegs zufriedenstellenden Antwort beglücken. Ich bringe hier gerne etwas Licht ins Dunkle und kann zumindest mit einem messbaren Beispiel erwähnen, dass sich das Gesamtvolumen meiner Lunge von damals auf heute um rund dreiviertel des Normwertes auf den vollen

Normwert erhöht hat. Oder um es noch deutlicher auszudrücken, meine Kurve zeigt nicht wie bei CF-Betroffenen sonst üblich nach unten, sondern ist über die Jahre im Schnitt stabil geblieben.

Abschließend, so hoffe ich, ist es mir erlaubt, eine ganz heikle Aussage als Gedankenanstoß loszuwerden. Ich bin der festen Überzeugung, dass jedes Leiden und jede Krankheit, ob angeboren oder nicht, im Ursprung unter anderem auch mit einem emotionalen Konflikt im Zusammenhang steht. Und wenn wir es schaffen, diesen emotionalen Konflikt zu erkennen, ob bei uns selbst oder unseren Vorfahren, dann bietet sich auch die Möglichkeit an, diesen aufzulösen und damit eine Verbesserung des Umstandes zu erreichen.

In diesem bzw. ähnlichen Sinne: „Wenn jemand Gesundheit sucht, frag erst ob er bereit sei, künftighin die Ursachen der Krankheit zu meiden. Erst dann darfst du ihm helfen".[11] Und auch der griechische Arzt Hippocrates sagte es schon sinngemäß: „Bevor Du jemanden heilst, frag ihn, ob er bereit ist, die Dinge aufzugeben, die ihn krank gemacht haben".[12]

Ich gehe nun auf die einzelnen mir relevant scheinenden Themenschwerpunkte ein und wünsche weiterhin viel Vergnügen.

---

[11] Quelle unbekannt
[12] Tangsworld 2018

KAP 7 Wirtschaft, Politik und Medien

„Es ist leichter, die Menschen zu täuschen, als davon zu überzeugen, dass sie getäuscht worden sind.“[13]

Getreu nach oder besser gesagt entgegen diesem Motto habe ich dieses Kapitel ganz bewusst an erster Stelle der nun spezifischen Themen gesetzt. Die nachfolgenden Ausführungen sollen die Zusammenhänge zwischen den einzelnen Kapiteln und in den Kapiteln selber verständlicher machen. Es dürfte im Übrigen auch mit Abstand das provokativste Kapitel sein, nur damit ich davor gewarnt habe.

Scheinbar lässt du dich, lieber Leser, nicht von meiner Drohung beeindrucken, ansonsten wärst du nicht bis hier dabei geblieben. Lass mich dir sagen, diese Hartnäckigkeit gefällt mir.

An dieser Stelle eine Frage an dich; hast du schon einmal mindestens eine Woche oder besser einen Monat auf den Konsum von Medien jeglicher Art (Zeitung, Fernsehen, Internet, usw.) verzichtet?

Falls nicht, ich kann es wärmstens empfehlen. Keine Angst, du verpasst dabei nichts Lebensnotwendiges und ein Monat geht ja bekanntlich schnell vorüber. Jeder, der dieses Experiment einmal konsequent durchzieht, wird höchst erstaunt über die positiven Auswirkungen auf Wohlbefinden, Gemüt und Gesundheit sein. Wenn du dich während der

[13] Mark Twain, amerikanischer Schriftsteller 1835-1910

medienlosen Zeit zusätzlich bewusst von negativen Alltagsgedanken löst und deine Aufmerksamkeit ganz bewusst auf all die schönen Dinge richtest, die es gibt, wird sich diese Auswirkung noch verstärken. Denn genau das ist es, woran es uns meiner Meinung nach bei den Informationen, die uns vermittelt werden, mangelt. Die meisten Medien konzentrieren sich lieber darauf, alles zu dramatisieren, Angst zu verbreiten, Hass zu schüren und Hetzereien zu provozieren und die Leute zu verunsichern, anstatt Liebe und Positivität zu verbreiten.

Gehen wir nun aber einmal davon aus, dass Medien eben konsumiert werden, so wie es womöglich auch in deinem Leben der Fall ist. Anders ist es, sofern man „gesellschaftsfähig" bleiben will, kaum möglich. Schließlich dreht sich heute jedes zweite Smalltalk-Gespräch um irgendwelche medienrelevanten Inhalte. Es sei denn, dir geht es auch schon so wie mir und du machst diese Gespräche gar nicht mehr mit. Und jedes Mal, wenn man mir vorwirft, ich wäre nicht gesellschaftsfähig, schaue ich auf die Gesellschaft und bin darüber sehr erleichtert.

Ist es nicht so, dass wir davon ausgehen sollten, dass alles, was uns über die staatlich finanzierten Informationsquellen und Medienkanäle vermittelt wird, auch der Wahrheit entspricht? Man würde meinen ja. Aber ganz ehrlich, ich glaube das schon lange nicht mehr. Zahlreiche Ereignisse und eigene Erfahrungen haben mir das Gegenteil bewiesen. Mir kommt es manchmal eher so vor, als würde das Motto gelten:

„Gebt ihnen am Morgen eine Lügen-Zeitung, lasst sie tagsüber für wenig Geld viel arbeiten und bringt am Abend im Fernsehen die neusten manipulierten Nachrichten, abwechselnd mit Verblödungs-Shows, Filmen und Werbung. Somit haben sie keine Zeit mehr, um bewusst nachzudenken."[14]

Wer dazu mehr Fakten braucht oder im Übrigen einfach der festen Überzeugung ist, dass wir als Gesellschaft nicht manipuliert werden oder zumindest nicht ständig der Versuch angestellt wird, kann sich als Beispiel gerne mal die Reportage „The Cleaners", die auf Arte ausgestrahlt wurde, anschauen.

Und plötzlich merken wir, dass „Brot und Spiele" auch im heutigen Zeitalter noch funktionieren.

Selbst in meinem eigenen Job musste ich praktisch täglich miterleben, wie Meinungen auf der Grundlage von absoluten Falschinformationen und Unwahrheiten gebildet und diese dann als Wahrheit betrachtet wurden. Denn der Normalbürger kann in unserer Gesellschaft „draußen" ja so ziemlich erzählen, was er will. Ich erlebe jeden Tag, wie Menschen ihre Meinung und sogenannte Fakten in Gesprächen präsentieren, die sie bloß von Medien aufgeschnappt haben. Die allerwenigsten davon dürften seriös recherchiert worden sein oder von Spezialisten auf dem jeweiligen Gebiet stammen. Das heißt, sie sind mit höchster Vorsicht zu genießen, aber der Normalbürger genießt nicht mit Vorsicht, sondern erzählt munter weiter. So entstehen Halbwahrheiten und Gerüchte, es ist ein altbekanntes Prinzip. Das Gefährliche

---

[14] Quelle unbekannt

daran ist, dass es heute nicht mehr als das erkannt wird und wir glauben, wir wüssten tatsächlich Bescheid über die Dinge, von denen wir lesen und hören. Doch das tun wir in den allerwenigsten Fällen wirklich. Und über das Internet wie auch über die Social-Media-Plattformen werden heute Informationen so schnell und so unkontrolliert verbreitet, dass eine öffentliche Institution praktisch chancenlos ist, innerhalb nützlicher Frist etwas falsches richtig zu stellen.

„Leute hören, sehen und reden...... leider hören manche zu wenig, sehen manche zu schlecht und reden manche zu viel".[15]

Meine Frage an dieser Stelle ist: Wie wäre es zur Abwechslung, sich einmal von anderen als den gängigen Kanälen Informationsmaterial zu beziehen, darunter auch von Quellen, welche in unseren Breitengraden leider meist als Verschwörungs-Plattformen bezeichnet und verurteilt werden, wie z.B. die ganzen nicht staatlich finanzierten Informationsstellen. Es kann natürlich durchaus sein, nein es ist sogar bestimmt so, dass darunter Verschwörungen existieren. Für mich steht diese Frage aber mittlerweile gar nicht mehr im Vordergrund. Viel wichtiger finde ich, dass man sich davon nicht verrückt machen lässt, die Informationen aus einer gesunden Distanz betrachtet und zusammen mit dem üblichen Informationsmaterial in die Waagschale legt und gegenüberstellt, um sich seine eigene Meinung daraus zu bilden.

Aus meiner Sicht sind die meisten Menschen heute kaum

---

[15] Quelle unbekannt

mehr im Stande, selber zu denken. Viel zu leichtgläubig nehmen sie alles hin, was und wo immer sie etwas vermittelt bekommen. Auch du sollst mir selbstverständlich nicht alles blind glauben, was ich hier schreibe. Gerne darfst du selber recherchieren und deine eigenen Erfahrungen machen.

Fange einfach an, Aussagen und Informationen kritisch zu betrachten. Und zwar ganz egal, ob sie nun von einem mächtigen Politiker kommen, von einem Lehrer oder Wissenschaftler, einem Arzt, Pfarrer oder aus der Feder eines renommierten Journalisten stammen. Sei ebenso vorsichtig diesen Aussagen gegenüber wie denen von Privatpersonen in deinem eigenen Umfeld. Sei dir bewusst, dass die allermeisten Menschen einfach das weitergeben, was sie selbst gehört haben. Und vom Hörensagen, lernt man ja bekanntlich lügen.

Ich gebe zu, dass es heute nicht mehr einfach ist, sich eine eigene Meinung zu bilden. Mit der ganzen Flut an Informationen, die uns zugänglich sind, ist es extrem schwer zu erkennen, was nun wahr ist und was nicht.

Und wie gesagt, natürlich gibt es Verschwörungstheorien. Es ist aber zu einfach, alles, was nicht der „Norm“ entspricht, mit diesem Label zu versehen. Mehr Sinn ergibt, sich zu überlegen, was von dem, was wir als Norm wahrnehmen, „Verschwörung“ oder bewusste Falschinformation ist.

Ein Beispiel gefällig? Würdest du mich für verrückt erklären, wenn ich behaupten würde, dass die Sonne kalt ist? Vermutlich ja, oder? Denn es widerspricht jeglichem Wissen, das man uns beigebracht hat und allen „Beweisen“, die dazu scheinbar vorliegen. Es gibt aber trotzdem eine Wahrscheinlichkeit, dass an dieser Aussage etwas dran ist und auch Möglichkeiten, das herauszufinden. So frage ich dich: Wie kann die Sonne heiß sein? Ist es nicht fraglich, wie ein Sonnenstrahl durch das eiskalte Universum Hitze bis zur Erde transportieren kann, ohne abzukühlen oder das Universum selbst zu erwärmen? Könnte dies nicht auch einfach eine physikalische Reaktion einer Energiequelle (Licht) sein, welche, durch die Atmosphäre gedrungen, durch Absorption auf der festen Materie (Erdboden) Wärme erzeugt? Zu kompliziert? Oder unglaubwürdig? Wie muss ich mir dann erklären, dass es zumindest ein Teil der Sonnenwärme über die Milliarden von Kilometern bis auf die Erde schafft, selbst wenn die Sonne scheinbar ein tausendfaches heißer ist als ein Feuer, wenn die Wärme eines solchen Feuers nicht mal auf eine Distanz von einem Kilometer „überlebt"? Müsste mit dieser Logik die Wärme der Sonne dann nicht auch ausreichen, um die Antarktis gleichermaßen aufzuwärmen? Oder wie ist dann der Temperaturunterschied von Winter zu Sommer erklärbar, außer dass wir wissen, dass der Winkel der Sonneneinstrahlung damit zu tun hat? Ich habe mal gelernt, dass Licht = Wärme ist, und zwar durch die Absorption im Zusammenspiel mit dem sogenannten Treibhauseffekt.

Es tut mir sehr leid, wenn ich mit meinen Aussagen nun für komplette Verwirrung gesorgt habe. Am besten, man versucht selbst, sich dazu schlau zu machen und entscheidet dann, was wirklich wahr ist oder man lässt es ganz einfach und glaubt weiter und ist damit zufrieden. Das ist im

Übrigen auch nicht falsch. Ich habe ganz bewusst ein solches Beispiel genommen, da dieses für uns Menschen so klar und logisch scheint, dass man es niemals hinterfragen würde. Gerade deshalb finde ich es ein passendes Beispiel, um zu zeigen, wie gutgläubig wir oft sind. Wir glauben doch auch, dass die Menschen auf dem Mond waren und würden nie behaupten, dass 9/11 eine perfekte Inszenierung der westlichen Politik war, um einen Grund zu haben, die arabischen Staaten anzugreifen und dies wiederum, um an deren Öl-Reserven zu kommen. Jetzt bitte nicht falsch verstehen, ich behaupte definitiv nicht, dass dem so wäre, aber ich bin ebenso wenig vom Gegenteil überzeugt. Und deshalb möchte ich mich zu diesen Anspielungen hier nicht weiter äußern und überlasse es an dieser Stelle lieber anderen oder den Lesern selbst, darüber zu urteilen, bevor ich noch den Aluhut übergestülpt bekomme, denn ich „weiß" es schlichtweg nicht. Und übrigens, ebenfalls behaupte ich nicht, dass die Sonne kalt ist, aber umgekehrt genauso wenig. Nun mal ganz ehrlich, wie viele haben sich diese Frage überhaupt jemals gestellt?

Wer sich dennoch zu solchen Themen wie 9/11 oder einfach dem grundsätzlichen Weltgeschehen wie z.B. mit der Macht des Erdöls Gedanken macht oder sich vielleicht einfach mal ein paar interessante Informationen dazu und zu deren Zusammenhänge einholen möchte, dem kann ich den knapp zwei stündigen Vortrag vom Historiker Dr. phil. Daniele Ganser auf Youtube empfehlen[16] (es sind noch viele weitere

[16] Ganser 2017

von ihm auf Youtube zu finden). Ich wäre äußerst gespannt, was du dir danach für eine Meinung bildest und ich bin überzeugt, dass zumindest jeder darin erkennen kann, wie der „Westen“ eventuell tatsächlich tickt oder beispielsweise gegen die UNO-Menschenrechte verstößt. Für mich ist es noch schwieriger, zu erkennen, weshalb und unter welchem Vorwand er dies jeweils tut. Das tragischste dabei finde ich aber, warum er das überhaupt machen kann / „darf“ und mit welcher Heuchelei wir vermutlich mit diesbezüglichen Falschinformationen bedient werden. Aber wir als Teil DIESER Gesellschaft dürfen respektive trauen uns ja kaum, uns dazu zu äußern, denn schließlich: „Wessen Brot ich ess, dessen Lied ich sing“.[17]

30 Jahre lang war ich der festen Überzeugung, alles, was uns von den Massenmedien über die Politik, die Wirtschaft inkl. der Finanzwelt vermittelt wird, sei wahr. Diese Überzeugung hat sich radikal geändert und meine Welt wurde in ihren Grundfesten erschüttert, denn Schritt für Schritt bin ich an andere und voneinander unabhängige Informationsquellen gelangt, habe andere Bücher gelesen und mich mit anderen Leuten ausgetauscht. Mit „andere“ meine ich hier alles abseits der Massenmedien und der gängigen Meinung. Nun habe ich das Gefühl, gewisse Zusammenhänge endlich verstehen, erkennen und nachvollziehen zu können. Bei Themen wie Krieg, Hungersnot, Finanz- und Wirtschaftspolitik, Armut, Pharmaindustrie, Medizin, Epidemien, usw. sehe ich heute die für mich logischen Verbindungen, Abhängigkeiten

[17] Alte Volksweisheit

und Gründe. Dabei stelle ich leider fest, dass den Menschen durch die Oberschichten teilweise ganz bewusst die „Wahrheit“ vorenthalten wird. Ehrlicherweise muss ich aber auch feststellen, dass die Menschen sich diese Umstände unbewusst selbst herbeigerufen haben. Die meisten Menschen beteuern jedoch, dass sie nicht Schuld am Elend auf dieser Erde sind und nichts dafür können, was die Oberschicht tut. Ich glaube jedoch, dass wir alle Teil von dieser Gesellschaft sind und somit die Oberschicht lediglich das umsetzt, was wir im Endeffekt für unseren Wohlstand fordern. Dabei wollen wir im Gegenzug nicht wahrhaben, was dies für einen Preis hat, respektive es uns nur so gut gehen kann, solange es anderen Menschen dafür schlechter geht. Oder, um es noch klarer auszudrücken, wir leben auf Kosten anderer. Dies wird dir sofort klar, wenn du unser Konsumverhalten unter die Lupe nimmst und die ganzen grenzübergreifenden Handelsregimes über Staaten und Kontinente betrachtest, dir die Thematik zur Ausbeutung der Bodenschätze vor Augen führst und dir überlegst, auf Grund welcher Umstände und unter welchen teilweise unmenschlichen Arbeitsbedingungen das alles überhaupt ermöglicht werden kann.

Ich weiß, die meisten sind an diesem Punkt nicht einverstanden mit mir, auch ich war dies jahrelang nicht, habe aber festgestellt, dass der Mensch mit dieser augenschließenden Haltung meist nur sein Gewissen wahren will. Somit bleibe ich dabei und behaupte, jeder einzelne von uns ist mitschuldig an allem, was auf dieser Welt passiert.

Es wäre aus meiner Sicht naiv, zu glauben, dass Menschen,

die hinter großen Konzernen oder strategisch „klugen" Konzepten stehen, das Wohlergehen der Menschen vor die eigenen finanziellen Interessen stellen würden. Falls es doch noch Leute gibt, die den Glauben daran (noch) nicht verloren haben, dann könnte als eines von vielen Beispielen die Reportage „Starbucks ungefiltert" auf Arte[18] etwas Licht ins Dunkle bringen, wenn es denn um solche Themen geht.

Die gute Nachricht ist jedoch, dass jeder einzelne die Möglichkeit besitzt, etwas zum Positiven beizutragen und auf dieser Welt einen Unterschied zu machen.

Was der Mensch mit Religionen macht, ist für mich ein weiteres Beispiel, weshalb vieles in unserer Gesellschaft in eine falsche Richtung läuft. Dass viele Kriege indirekt auch durch Glaubenshintergründe begründet werden, ist kein Geheimnis mehr und dürfte mittlerweile von den meisten Menschen erkannt worden sein. Natürlich geht es auch immer um finanzielle sprich wirtschaftliche Interessen. Aber ich glaube, dass die meisten Religionen dazu missbraucht werden, um gewisse Interessen in der Gesellschaft zu wahren. Die Auswirkungen davon sind leider oft geschürter Hass, der ganze Völker gegeneinander aufhetzt, was wir in den letzten Jahrhunderten immer wieder beobachten konnten.

Jede Religion spricht von einem Gott oder von mehreren Göttern und überall werden diese anders dargestellt, aber schlussendlich glauben alle an eine höhere Macht, an etwas, das wir nicht sehen können.

---

[18] Arte 2018

Warum ist das so und entspricht dies tatsächlich der Realität? Ergibt das Sinn? Kommen nicht alle Menschen gleich und unschuldig zur Welt? Wäre es da nicht logischer, wenn alle den gleichen Gott hätten oder anders ausgedrückt, dass wir alle eins und somit selbst Gott sind? Ich persönlich bin der festen Überzeugung, dass wir alle die Schöpfer unseres eigenen Lebens sind.

Wenn du das Buch „Gespräche mit Gott" von Neale Donald Walsch nicht gelesen hast, kann ich es dir wärmstens empfehlen. Ich zumindest habe darin viele Antworten gefunden. Wenn die Menschen sich so, wie in seinem Buch beschrieben, verhalten würden, gäbe es auf unserem Planeten bestimmt weniger Leid. Insbesondere zwei in diesem Buch enthaltene Botschaften durfte ich als umfassende Erkenntnis mitnehmen und wären für mich der Schlüssel zu einer besseren Welt, wenn wir alle dies verstünden. Und zwar, dass wir alle eins sind und von allem genug da ist (wäre).

Wir waren und sind alles in Einheit lebende Menschen, welche die Illusion von Trennung im Namen von Rasse, Religion, Politik, Geld oder anderem zulassen.[19]

Zum Ende dieses Kapitels würde ich mich freuen, wenn du mal über folgende zehn absurde Aussagen und Sprüche nachdenkst, welche ich auf dem öffentlichen Facebook Profil „AUGEN AUF" am 26. März 2018 gefunden habe und die ich persönlich im Moment als gelebte Realitäten in unserer Gesellschaft wahrnehme:

---

[19] Anm. d. Verf.

1. Für die Menschen ist Geld wichtiger als die Umwelt, das Wasser, die Luft, die Lebewesen und Lebensmittel sowie unsere körperliche und seelische Gesundheit.
2. Wir arbeiten beinahe rund um die Uhr, damit wir die übrige gemeinsame Zeit mit unseren Kindern sowie den Rest unseres bunten Lebens verpassen. Aber egal, denn wenn wir mal in Rente sind, geben wir dafür richtig Gas, da rocken wir den Rollator.
3. Wir schicken unsere Kinder in Schulen, in denen sie einen großen Teil ihrer Kindheit verwenden, um Dinge zu lernen, die ihnen und der Welt nicht helfen.
4. Wir lassen sinnvolle Erfindungen patentieren, die uns in unserer Entwicklung helfen könnten. So hindern wir lieber andere daran, sie zu nutzen.
5. Wir unterteilen den Platz auf der Erde und kämpfen dann wieder um diese Teile. So fragte einmal ein verwunderter Indianerhäuptling: „Das Land verkaufen? Warum dann nicht auch das Wasser und die Luft?"
6. Wir töten jeden Tag Millionen von Tieren, um Massen an Fleisch zu „produzieren", das uns krank macht.
7. Wir lassen uns in ein Schema pressen, schmeißen damit unsere Individualität weg und kaufen uns dann teure Autos, Kleider und Handys. Hauptsache, wir fühlen uns danach als etwas ganz Besonderes.
8. Wir setzen uns Ziele, eins nach dem anderen. Und kommen dafür nie an, nirgends.

9. Wir erfinden Religionen und Abspaltungen von Abspaltungen von Religionen und erheben uns über alle, die an etwas anderes glauben.

10. Wir sehen Güte, Mitgefühl und Nachsicht als Schwäche. Dafür Egoismus und herzlose Härte als Stärke.

So sagte schon der Hypnose-Therapeut Michael Ellner: „Alles läuft verkehrt, alles ist verdreht. Ärzte zerstören die Gesundheit. Anwälte zerstören das Gesetz. Universitäten zerstören Wissen. Regierungen zerstören Freiheit. Die großen Medien zerstören Informationen. Und Religionen zerstören Spiritualität.“[20]

Und all das wird von uns erschaffen. Und schlussendlich leben wir in einer Gesellschaft, welche eine Regierung wählt, die dafür zu sorgen hat, uns den Wohlstand zu ermöglichen, den wir fordern.

---

[20] Ellner 2016

KAP 8 Ernährung

Dieses Kapitel ist das mit Abstand längste in diesem Buch, mit gutem Grund. Einerseits ist es ein äußerst komplexes Thema, andererseits glaube ich, dass wir unsere Gesundheit am allermeisten über die Ernährung beeinflussen können. Du magst jetzt denken: "Und diese Aussage kommt ausgerechnet von dem mit der unheilbaren Krankheit." Umso eindrucksvoller habe ich am eigenen Leib den Einfluss unserer Ernährung auf unser gesamtheitliches Wohlbefinden erlebt und hoffe, dass ich dich damit ein wenig inspirieren kann.

Gerade sitze ich im Speisesaal eines Hotels und nehme mein Frühstück zu mir. Die Früchte schmecken mir ausgezeichnet. Da spricht mich jemand an und fragt, ob ich denn morgens keine Proteine zu mir nähme? Dies müsse man unbedingt dreimal täglich tun. Was ich von dieser Person weiß: Sie hat Gelenkschmerzen und Diabetes. Was ich nicht von ihr weiß, ist, zu welcher Ernährungsberatung sie geht. Ich möchte es aber ehrlich gesagt auch gar nicht wissen. Während sie mich also über Ernährung belehren möchte, spritzt sie sich ihr Insulin. Ich verstehe die Welt nicht mehr. Soll ich das nun wirklich ernst nehmen? Die gleiche Person löscht ihren Durst im Übrigen anstatt mit Wasser mit koffeinhaltigen Süßgetränken. Ich bitte an dieser Stelle inständig um Entschuldigung um meinen etwas verurteilenden Ton, aber ich glaube, dieses Beispiel ist ein schöner Beleg dafür, dass ich mit meiner Ernährungsphilosophie nicht so sehr auf dem Holzweg sein kann, auch wenn es natürlich immer verschiedene Ansichten dazu gibt und nicht für jeden das genau gleiche gilt. Wie immer erzähle ich hier, was für mich funktioniert hat.

Warum wird die Ernährung in unserer modernen Gesellschaft kaum beachtet? Ein Grund könnte die Ausbildung der Mediziner sein, in der die Ernährung kaum thematisiert wird. In der Ausbildung zum Arzt werden die Themen Säure-Basen-Haushalt, Wasser- und Elektrolyte-Haushalt, Vitamine, Mineralien, Spurenelemente, Antioxidantien und Pflanzenwirkstoffe gemeinsam und insgesamt gerade mal in sagenhaften 2 Stunden behandelt. Das Thema Probiotika bekommt noch eine separate Stunde dazu. Und das ist die vollständige Ernährungsausbildung eines Arztes während seines gesamten Studiums.

Während der Ausbildung wird den angehenden Medizinern zudem gelehrt, dass Ernährung nur sehr bedingt Medikamente ersetzten kann - daher ist wohl auch ihr Interesse daran gleich null.

Du bist, was du isst

Du bist, was du isst. Wer kennt das Zitat nicht, welches auf der Aussage des deutschen Philosophen Ludwig Feuerbachaus aus dem Jahr 1850 basiert: „Der Mensch ist, was er isst“?[21] Aber wer weiß heute wirklich noch, was er isst?

Jeden Monat „erneuert“ sich unsere gesamte Haut und die Leber. Der Körper stellt neue Zellen her aus dem, was wir zu uns nehmen. Was wir essen, wird sozusagen zu uns. Wir

[21] Ludwig Feuerbachaus, deutscher Philosoph 1850

haben die Wahl, was wir sind.

Sind wir wirklich alle krank? Die Pharmaindustrie ist anscheinend der Ansicht, dass sie für all unsere Leiden eine Lösung bereithält. Egal welche Krankheit oder welches Leiden, täglich impft uns die Werbung ein, dass wir ohne die Wunder-Pillen nicht gesund bleiben können. Und so sind sich die meisten gar nicht mehr bewusst, dass viele Beschwerden schlicht auf schlechte Ernährung und die damit verbundenen Mangelerscheinungen zurückzuführen sind.

Seit ich denken kann, wird mir von allen Seiten eingetrichtert, ich solle so viel essen wie nur möglich und dabei solle die Nahrung vor allem möglichst kalorienreich sein, mit anderen Worten: Alles was für den „Normalsterblichen“ in unserer Gesellschaft als ungesund erachtet wird, wäre für mich gut, so z.B. Süßigkeiten, fetthaltige und frittierte Produkte, Fastfood, Süßgetränke, Zucker ohne Ende, usw., Hauptsache viele Kalorien.

Diese Haltung kommt daher, dass die meisten CF-ler untergewichtig sind. Das Untergewicht entsteht u.a. durch die eingeschränkte Lungenfunktion mit der damit verbundenen Mehranstrengung und somit dem daraus folgenden erhöhten Kalorienbedarf, natürlich auch durch die eh schon gestörte Funktion der Nährstoffaufnahme bzw. der Verdauung. Es sei deshalb, so die konventionelle Meinung, im Weiteren speziell darauf zu achten, dass man genug auf den Rippen habe, um bei einem allfälligen Infekt auch etwas „Reserve“ zu haben. Ist doch völlig einleuchtend, oder?

Ernährung als Medizin

Naja, diese Frage stelle ich mir heute etwas ironisch, nachdem ich einige Bücher über Ernährung und Gesundheit gelesen habe und frage weiter: Wäre es nicht mindestens genauso logisch, mich gesund zu ernähren und mein Immunsystem zu stärken, damit ich gar nicht erst Infekte einfange und mir somit auch keine Gedanken mehr bezüglich meines Gewichts machen muss? Ist die Hauptsache nicht, dass ich mich fit und gesund fühle? Das müsste doch funktionieren?

Gesagt getan. So fängt meine Ernährungsumstellung an. Und natürlich, aller Anfang ist schwer. Ich behaupte, dass die meisten den Versuch längst abbrechen würden, da nicht innert nützlicher Frist das gewünschte Ergebnis eintrifft. Ich habe jedoch Geduld und bleibe hartnäckig, da ich nach allem, was ich gelesen habe, der festen Überzeugung bin, dass es funktioniert.

Und siehe da, nach ein paar Monaten scheinen sich die ersten Erfolge bemerkbar zu machen. Zwar habe ich ein paar Kilos an Körpergewicht verloren, dafür fühle ich mich sehr fit und beweglich. Und das Wichtigste, nach 30 Jahren spüre ich endlich meinen Körper wieder und das im wahrsten Sinne des Wortes. Zudem habe ich keine Bauchschmerzen mehr, was früher an der Tagesordnung war, und die Verdauungsprobleme sind auch so gut wie weggeblasen.

Was ist passiert, respektive was habe ich in der Ernährung geändert?

Ich werde nicht ins Detail über die Beweggründe der einzelnen Ernährungsgewohnheiten gehen. Nur bei einzelnen

Themen werde ich Anmerkungen und Gründe dazu erwähnen, sie sollen jedoch eher der Verständlichkeit dienen. Dabei ist mir wichtig, mitzuteilen, dass dies jeweils meine persönliche Auffassung ist. Ich möchte nicht darüber diskutieren, ob ich jetzt damit recht habe oder nicht, bzw. was richtig oder falsch ist. Ich möchte lediglich von meinen Erfahrungen berichten und was sich dabei verändert hat, was ich am eigenen Leib erlebt habe. So soll jeder für sich entscheiden, was für ihn stimmig ist. Was ich abschließend aber nicht vorenthalten möchte, obwohl es in meinem Fall nie darum ging, einige das aber interessant finden könnten, ist das Folgende: Dieses Ernährungsverhalten führt bei praktisch allen übergewichtigen Menschen zu schneller und starker Gewichtsreduktion, die sogar nachhaltig ist, wenn es einigermaßen konsequent umgesetzt wird. Und dazu sind nicht mal zusätzliche Maßnahmen wie Sport erforderlich, nein, man nimmt tatsächlich allein von dieser Art der Ernährung massiv ab. Bei mir war das natürlich, wie bereits erwähnt, nicht die Absicht, deshalb habe ich ein paar Dinge in die Ernährung integriert, um das Gewicht möglichst zu halten.

Wir möchten leben. Das ist einer der Gründe, warum wir essen, oder? Also sollten wir Lebendiges essen. Und damit sind nicht etwa lebende Tiere gemeint, sondern Lebensmittel, die vollgeladen sind mit Leben, also mit Sauerstoff, mit Sonne, mit Vitaminen, mit Mineralien und mit guten Bakterien.

Aber lass mich nun erzählen, was ich denn so zu mir nehme.

Trink dich durstig

Fangen wir aber erst einmal mit dem Trinkverhalten an, die simpelste Art, seine Ernährung zu beeinflussen. Damit ist natürlich nicht das Trinkverhalten in Form von Alkoholkonsum gemeint. Bei vielen Menschen würde allerdings bereits ein geringerer Alkoholkonsum enorm positive Auswirkungen auf die Gesundheit haben. Aber das ist ein anderes Thema. Was habe ich an meinem Trinkverhalten geändert?

Ich habe aufgehört, zusammen mit den Mahlzeiten Flüssigkeit zu mir zu nehmen, sprich keinerlei Getränke mehr während des Essens. Am Anfang ist das natürlich gewöhnungsbedürftig, um nicht zu sagen fast eine Tortur. Heute könnte ich es mir anders nicht mehr vorstellen. Ich trinke generell keine künstlich gesüßten Getränke mehr, früher habe ich oft koffeinhaltige Süßgetränke getrunken. Alkohol und Kaffee meide ich fast gänzlich. Ab und zu gibt es mal eine Tasse schwarzen Kaffee ohne Zucker, selten ein Glas Wein zum Essen oder ein Bierchen. Grundsätzlich ist Wasser jedoch die Flüssigkeit, die ich regelmäßig zu mir nehme, und davon reichlich, genau genommen zwischen 3 und 4 Litern am Tag. Für mich ist wichtig, dass ich dieses Wasser bis spätestens eine halbe Stunde vor dem Essen und frühestens erst wieder 2 Stunden nach dem Essen trinke, und zwar deshalb, weil große und mit oder kurz vor oder nach dem Essen eingenommene Mengen an Flüssigkeiten die Verdauung, welche 2-3 Stunden dauert, beeinträchtigen. Ich schaue, dass ich gleich mindestens einen halben Liter oder mehr auf einmal trinke, so dass ich nicht ständig am Trinken bin. Die Verdauung wurde durch dieses Trennen von Essen und Trinken eindeutig angenehmer, ich habe keinerlei Blähbeschwerden oder Stuhlbeschwerden mehr. Auch die damaligen täglichen Bauchschmerzen sind verschwunden. Im Weiteren brauche ich heute kein Säureblocker-Medikament (bekannt als Antazida oder in meinem Fall als Protonenpumpenhemmer) mehr, von welchem ich früher eine sagenhafte Dosis von 40 mg täglich zu mir nehmen durfte, da ansonsten mein Sodbrennen bzw. die Refluxsymptome unaushaltbar waren. Antazida sind dazu da, Magensäure zu neutralisieren und sind meistens rezeptfrei, wohingegen die rezeptpflichtigen Protonenpumpenhemmer die Produktion von Magensäure direkt hemmen. Säureblocker sind jedoch nicht unbedenklich und mit Nebenwirkungen sowie Langzeitschäden behaftet, denn diese Medikamente neutralisieren im Magen auch die Säure, welche zum Verdauungsprozess gebraucht würde, weil mit ihr das zuständige Enzym für die Spaltung der mit der Nahrung aufgenommenen Proteine nur in dieser Säure funktionieren kann. Was passiert also, wenn die natürlich vorhergesehene Säure zur Verdauung nicht mehr vorhanden ist? Nun ganz einfach, man verdaut nicht mehr ausreichend, respektive gehen diese Proteine unverdaut durch den Magen und können uns sensibilisieren und im Übrigen auch Verursacher von Allergien sein. Das dürfte nebst den heutigen Ernährungsgewohnheiten auch ein Mitgrund sein, weshalb immer mehr Kinder an Allergien leiden, denn mittlerweile werden jeder zweiten schwangeren Frau Protonenpumpenhemmer verordnet. Aber anstatt, dass sich die Medizin um das eigentliche Problem des Refluxes im oberen Bereich des Magens kümmert, greift sie lieber mit Medikamenten die benötigte Säure im Magen an und ist der Ansicht, das Problem sei dadurch behoben. Dabei gäbe es Alternativen wie Vitamin B12 oder Melatonin, welche das eigentliche Problem an der Ursache anpacken würden. Naja, zumindest teilweise, denn dazu muss man erst einmal verstehen, wie das Problem entstanden ist, nämlich beispielsweise durch übermäßigen Fleisch- und Milchproduktekonsum, zu viel Fette, Medikamenteneinnahmen usw. Denn all dies führt entzündungsfördernd mit freien Radikalen zu einem Mangel an Antioxidantien und somit zu oxidativem Stress, welcher diesen Verschluss am oberen Bereich des Magens erschlaffen und damit öffnen lässt. Ich kenne persönlich Leute, die deswegen mit Abführmitteln ohne Ende nachhelfen müssen, weil ihr Essen nicht mehr richtig verdaut wird und im Darm Probleme verursacht.

Nun, diese positiven Veränderungen schreibe ich aber nicht nur meinem Trinkverhalten zu, sondern genauso einer vorwiegend basischen Ernährung.

Zusammengefasst kann ich sagen, dass die Umstellung meines Trink- und Essverhaltens mit Abstand die größten Auswirkungen auf den positiven Verlauf meiner Gesundheit hatte und immer noch hat. Es kommt mir vor, als ob die anderen Maßnahmen überhaupt nur dann wirklich greifen, wenn der Wasserhaushalt als Grundlage erst einmal richtig geregelt wird - wie bei einem Luxusauto, bei dem der starke Motor und alle Extrafunktionen nur dann die volle Leistung bringen können, wenn der richtige Treibstoff und davon ausreichend im Tank ist.

Meine Trink- und Essroutine

Wie sieht also konkret mein Ess- und Trinkverhalten an einem gewöhnlichen Tag aus?

Nach dem Aufstehen, meist morgens um 5 Uhr nach 7-8 Stunden Schlaf, trinke ich gleich nach dem Zungenschaben mit Natron und nach dem Öl-Ziehen einen Liter warmes Wasser. Keine Angst, ich habe es nicht bereits am ersten Tag geschafft, einen Liter zu trinken. Angefangen habe ich mit einem Glas und dann erhöht, auf einen halben Liter, usw.

Eine kurze Erklärung als Einschub noch zum Öl-Ziehen. Dabei wird vorzugsweise ein Esslöffel Bio-Olivenöl oder Kokosfett im Mund langsam hin und her bewegt und durch die Zahnzwischenräume gezogen, das Ganze nach Möglichkeit bis zu einer Viertelstunde. Damit werden dem Körper viele Giftstoffe entzogen und deshalb sollte es zum Schluss auf keinen Fall runtergeschluckt, sondern ausgespuckt werden. Der Mundraum ist danach gut mit Wasser auszuspülen. Ich kenne Leute, die damit sogar ihre Zahnfleischprobleme (inkl. Parodontose) und Zahnschmerzen wegbekommen haben. Ein schöner Nebeneffekt ist, dass sich dadurch die Zähne aufhellen.

Nun aber zurück zum Ablauf, bei meinem Liter Wasser morgens.

Je nachdem mische ich da manchmal etwas natürliches Vitamin C bei oder Kieselerde, was u.a. gut für Haare und Haut ist, wobei Letzteres bei mir dadurch viel geschmeidiger und reiner wurde. Danach kaue ich oft ein Stück rohen Ingwer. Dieser ist entzündungshemmend, wärmt und tut mir allgemein sehr gut. Seit dieser Anwendung mit dem Ingwer hatte ich übrigens nie mehr Halsschmerzen. Dann erledige ich meinen üblichen Therapiekram. Das bedeutet: Atemphysiotherapie und manchmal meditieren oder ein paar Yogaübungen.

Eine gute halbe Stunde danach nehme ich mein erstes Frühstück zu mir. Dieses besteht aus diversen Früchten. An dieser Stelle möchte ich erwähnen, dass ich Leuten mit Diabetes oder Zuckerproblemen empfehle, besser Gemüse zu verwenden (Problematik Fruchtzucker). Vorzugsweise mixe ich alles zu einem Smoothie. Dies gibt mir die Möglichkeit, all meine Nahrungsergänzungsmittel und Vitalstoffe (Vitamine und Mineralien) ebenfalls gleich beizumischen, abgesehen von den wasserlöslichen Präparaten und denjenigen, die man nicht gemeinsam einnehmen sollte, wie zum Beispiel Zink oder Vitamin B, die ich dann separat einnehme. Dem Smoothie mische ich zusätzlich eine gehörige Portion Bio Oliven- oder Leinöl bei, was in meinem Fall für die nötige Kalorienzufuhr sorgt.

Früchte und Gemüse sind morgens besonders sinnvoll. Sie enthalten einen hohen Wasseranteil und viele Vitalstoffe und verstoffwechseln sich basisch. Damit unterstütze ich meinen Körper während der Ausscheidungsphase (unser Körper entgiftet vor allem zwischen 04.00 – 12.00 Uhr) sehr.

Ergänzend betreffend Smoothies möchte ich erwähnen, dass das Mischen von Früchten und Gemüse nicht sinnvoll ist. Früchte und Gemüse enthalten unterschiedliche Enzyme, die ungünstig miteinander agieren. Einzig der Apfel gilt als

Ausnahme. Seine Enzyme agieren nicht negativ mit Gemüse und somit kann er überall beigefügt werden. Ich persönlich reagiere auf Mischungen von Gemüse und Früchten mit Blähungen und einer schlechten Verdauung.

Wenn ich gerade bei diesem Thema bin; Früchte sollten aus demselben Grund nicht als Dessert gegessen werden. Früchte sind schnell verdaut und passieren Magen und Darm schneller als andere Speisen. Wenn also die Reihenfolge nicht stimmt, kann es auch hier zu Gasbildung, unvollständiger Verdauung oder sogar zu Bauchschmerzen kommen. Früchte sollten als erstes verspeist werden und falls möglich sollte nach der Einnahme von Früchten mindestens 15 Minuten bis zur nächsten Nahrungsaufnahme gewartet werden.

Ich liebe meine Smoothies. Ach übrigens: Immer gut kauen, auch wenn es bereits flüssig ist. Unser Hirn beteiligt sich ebenfalls mit an der Nahrungsaufnahme. Und kauen ist der erste Prozess bei der Verdauung.

Sowieso ist es wichtig, langsam und bewusst zu essen und alles gut zu kauen. Man wird staunen, wie schon allein dadurch sich die Verdauung merklich verbessert. Das Hirn holt sich die Informationen auch aus dem Mund und hilft sozusagen bei der Verdauung mit. Nach Möglichkeit sollte man darauf achten, dass man bei der Nahrungszufuhr auch in einer guten Stimmung ist und wenn möglich auch mal ohne Ablenkung durch TV oder Handy. Klingt seltsam? Probier es einfach aus, du wirst erstaunt sein.

Vitalstoffe

Ich werde nun, bevor ich mit dem Tagesablauf weiterfahre, einen Einschub machen und gehe nochmals zurück zu den Nahrungsergänzungsmitteln und Vitalstoffen. Warum sind diese heute wichtiger denn je? Ist bei einer ausgewogenen Ernährung nicht sowieso genug davon enthalten? Leider weit gefehlt. Unsere Böden sind heute meist sehr ausgelaugt, weil die Nahrungsmittel in kürzester Zeit möglichst groß sein müssen. Die Nahrung hat keine Zeit, sich mit Lebendigkeit zu füllen, dafür aber mit Dünger, denn nur so können sie in so kurzer Zeit groß werden. Nach der Ernte wird direkt erneut angepflanzt, so dass die Böden kaum Erholung haben und ihrer Mineralien beraubt werden.

Nahrungsmittel werden zudem oft so stark behandelt und verarbeitet, dass viele Vitalstoffe dadurch verloren gehen und uns somit die nötigen Vitamine und Mineralien im Essen fehlen.

Wenn man sich Vitalstoffe zuführen möchte, finde ich es sehr wichtig, dass man nicht die herkömmlichen und handelsüblichen Vitamin- und Mineralienpräparate bezieht. Diese enthalten nebst dem Zucker oder Aspartam (künstlicher bzw. synthetischer Süßstoff als Zuckerersatz, welcher aus meiner Sicht ein „Giftstoff" ist, dazu später mehr) eine Menge chemischer Zusatzstoffe. Und so enthalten diese handelsüblichen Nahrungsergänzungsmittel praktisch nichts von dem, was sie eigentlich enthalten sollten. In unserer klassischen Ernährungswissenschaft spricht man von hochdosierten Präparaten. Genau diese Präparate wären es, mit denen unser Körper überhaupt etwas anfangen könnte. Daher müssten die handelsüblichen Präparate wohl eher als mikrodosiert betitelt werden. Zum Glück gibt es den Placebo-Effekt, den ich übrigens, ganz im Ernst jetzt, genial finde. Aber diese Anspielung gehört nicht in dieses Kapitel. Nun denn, ich beziehe meine Präparate zur Nahrungsmittelergänzung hauptsächlich von Onlineshops oder Bio-Läden und achte beim Kauf genaustens auf die enthaltene Menge, auf die Natürlichkeit und die Reinheit des Präparates. Es wäre doppelte Verschwendung für ein Präparat Geld auszugeben, das meinem Körper nur noch mehr Gifte zuführt. Ich bin mir jedoch durchaus bewusst, dass sich auch darüber streiten lässt, wo das Natürliche aufhört und das Synthetische anfängt.

Damit man sich den Umfang und die Menge in etwa vorstellen kann, zähle ich nachfolgend auf, welche Präparate ich nach Bedarf abwechslungsweise einnehme. Die Erklärung zu den einzelnen Vitalstoffen ist sehr knapp und der Einnahmezeitpunkt sowie die Kombinationen werde ich hier nicht thematisieren.

- Aprikosenkerne, zur Krebsvorsoge (enthält das angeblich tödliche B17, aber ich lebe noch ☺)
- Astaxanthin, für Sonnenschutz und als starkes Antioxidans
- Chia-Samen, für Omega-Fettsäuren und gesunden Darm
- Chlorella, als basische Vitalstoffbombe und zur Auslei-

tung von Schwermetallen und Giften

- Curcuma (Gewürz und verkapselt), ein super Entzündungshemmer
- Eisen (nur pflanzliches), für guten Sauerstofftransport
- Flohsamen, zur Unterstützung und Reinigung des Darms
- Gerstengraspulver (o.Ä.), als basische Vitalstoffbombe
- Grapefruitkernenextrakt, wirkt keimmindernd
- Hanfsamen, für viele gesunde, vegane Proteine
- Kieselerde, für den Säure-Basen-Haushalt
- Klinoptilolith (eine Art von Zeolith), um Gifte und Schwermetalle auszuleiten
- Kolloidales Silber, meist nur durch Inhalation, wirkt keimabtötend und somit schleimreduzierend in der Lunge
- Magnesium, in Form von Chlorid als basisches Mineral und zur Unterstützung diverser Körperprozesse
- Mariendistel, um meiner Leber zu helfen
- MSM (organischer Schwefel) als ein Bestandteil vieler körpereigener Stoffe wie Aminosäuren, Enzyme und Hormone, ist gut für Gelenke, Muskeln, Haut, Haare und Immunsystem.
- OPC (Traubenkernenextrakt), ein starkes Antioxidans, für die Haut und für eine gute Durchblutung
- Präbiotika und Probiotika, für eine gesunde Darmflora

- Bierhefe (Mehl oder Flocken), für natürliches Vitamin B (B-Vitamine sollten nur als ganzer Komplex eingenommen werden, nicht isoliert. In Bierhefe ist der gesamte Komplex enthalten).
- Amla Amla oder Camu Camu Pulver, für natürliches Vitamin C als Antioxidans und als Immunsystemstärker
- Vitamin D3, ein Antioxidans und starker Immunsystem-Pusher (plus die dazugehörigen Co-Faktoren wie z.B. Magnesium und Vitamin K2)
- Weihrauch, ein Entzündungshemmer
- Zink, zur Stärkung des Immunsystems

Für natürliches Vitamin E esse ich täglich Mandeln, Nüsse und verschiedene Kerne. Natürliches Vitamin A füge ich mir mit Karotten und Süßkartoffeln zu - beide in Kombination mit Ölen, da es fettlösliche Vitamine sind.

Die Mengen und die Präparate passe ich immer wieder meinem Gesundheitszustand und Bedarf an. Ich nehme also nicht jeden Morgen diese ganze Liste zu mir, sondern das variiert.

Vitamin D3

Vitamin D möchte ich speziell erwähnen. In unseren Breitengraden leiden fast alle Personen an einem Vitamin D Mangel. Der Mensch kann auf Vitamin D nicht verzichten, da es ein Rohstoff für unser Hormonsystem ist. Vitamin D-Mangel dürfte die wichtigste unbekannte Krankheitsursache in unserer modernen Gesellschaft sein. Dieses wertvolle

Vitamin wird hauptsächlich über die Sonne getankt. Es kann aber nur aufgenommen werden, wenn keine dicke Schicht Sonnencreme aufgetragen wurde. Ebenso sind Sonnenbrillen oder Kontaktlinsen ungünstig für eine gute Resorption über die Augen. Weiter muss die Sonne einen gewissen Einstrahlwinkel auf die Haut haben, dass das Vitamin gebildet werden kann. Diesen Einstrahlwinkel finden wir in unserer Gegend nur ca. von April bis September und in dieser Zeit je nach Monat bzw. Sonnenstand nur etwa zwischen 11.00 – 15.00 Uhr, absurderweise genau die Tageszeit, bei welcher von „Experten" dringend vom Sonnenbaden abgeraten wird. Natürlich spielt auch das Wetter eine wichtige Rolle.

Vitamin D ist zwar speicherbar, baut sich aber trotzdem ab, da es vom Körper gebraucht wird. Bei Stress, Verletzungen und chronischen Krankheiten wird es sogar noch schneller aufgebraucht.

Mit diesen Informationen kannst du dir nun selbst ausmalen, wie wenig Vitamin D vom Menschen aufgenommen und wie schnell das Wenige wieder abgebaut wird. Das Kapitel „Wirtschaft, Politik und Medien" lässt grüßen, denn ein hoher Vitamin D Spiegel würde vielen gesundheitlichen Problemen entgegenwirken, weshalb gewinnorientierte Pharmaindustrien nicht sehr interessiert daran sind.

Vitamin D ist überaus wichtig für Reparaturvorgänge jeglicher Art in unserem Körper. Hierzu zählen auch einfache Erkrankungen wie eine Erkältung. Es hat eine hohe Wichtigkeit für die Knochen, die Knorpel und für unser gesamtes Immunsystem.

Zur Supplementierung von Vitamin D gehören weitere Co-Faktoren. Für eine richtige Aufnahme und Verwertung vom zugeführten Vitamin D sind nämlich weitere Stoffe notwendig, damit im Körper kein Ungleichgewicht stattfindet. Deshalb rate ich jedem, sich selbst über dieses Thema schlau zu machen. Ich kann dir sagen, es ist äußerst interessant und umfangreich.

Nebenher möchte ich noch einen weiteren Gedankenanstoß zu den medizinischen Referenzwerten anbringen: Mein Vitamin D-Wert befindet sich gemäß Schulmedizin im toxischen Bereich. ☺

Noch interessanter ist aber die Tatsache, dass vor 50 Jahren noch den Babys in Deutschland 200‘000 Einheiten von Vitamin D verabreicht wurden, sozusagen als Willkommensdosis. Heute werden, wenn überhaupt noch, 500 Einheiten gegeben. Ist das nicht eigenartig? Vielleicht habe ich jetzt für Verunsicherung gesorgt und es tut mir leid, wenn ich es bei diesen Aussagen belasse, ohne konkreter darauf einzugehen. Wer sich für das Thema Vitamin D interessiert, findet dazu jedoch problemlos ausreichend gute Literatur. Als Empfehlung kann ich die beiden Bücher „Hochdosiert“[22] von Jeff T. Bowles und „Gesund in sieben Tagen“[23] von Raimund von Helden angeben. Oder falls du es etwas kürzer magst, den Youtube Link „Vitamin D bei Krebserkrankungen“ von Jörg Spitz (siehe Literaturverzeichnis).

---

[22] Bowles 2017

[23] Van Helden 2018

Zurück zum Tagesablauf

Nun aber wie versprochen wieder zurück zum „Tagesplan". Nach dem ersten Frühstück, anschließender Dusche und bereit machen fürs Arbeiten, nehme ich mein zweites und diesmal warmes (kommt von der traditionellen chinesischen Medizin) Frühstück zu mir. Dieses besteht beispielsweise aus Goldhirse, Quinoa oder ayurvedischem Naturreis. Ich mische Bio-Olivenöl oder Kokosfett bei (Kalorienbedarf) und Zutaten wie Himalayasalz, Zimt oder Sultaninen. Himalayasalz ist natürlicher und viel gesünder als handelsübliches Speisesalz. Es beinhaltet weniger Zusatzstoffe, vor allem kein Fluorid und deutlich mehr Mineralien. Was ich auch noch gut finde und nach Belieben beimische, ist Kurkuma (entzündungshemmend).

So und nun habe ich mit meinem „morgendlichen Programm" bereits die halbe Miete, was meinen gesunden Lifestyle anbelangt, erreicht, und kann gestärkt, frisch und motiviert zur Arbeit gehen. Ich fühle mich zu diesem Tageszeitpunkt jeweils bereits richtig fit, hellwach, entspannt und sehr wohl. Früher war das anders, da fühlte ich mich wegen der „falschen" Nahrung bereits am Morgen erschöpft. Es sei denn, ich hatte schon am Morgen zwei „ungesunde" und dehydrierende Kaffees zu mir genommen, die mit dem nötigen Koffein kurzfristig wie eine Droge meinen Körper auf Trab gebracht haben.

Mit dem erwähnten Trinkverhalten habe ich nun bis zum Mittagessen bereits über 2 Liter Wasser zu mir genommen. Und keine Sorge, es muss nicht beim ersten Tag klappen. „Trink dich durstig", heißt es so schön. Bis spätestens 18 Uhr habe ich meinen gesamten Flüssigkeitsbedarf zu mir genommen. Alles, was später getrunken wird, führt gewöhnlich dazu, dass man nachts zur Toilette gehen muss.

Warum ist das viele Wasser für unseren Körper so wichtig? Es trägt einerseits viel zur Regulierung unseres Säuren-Basenhaushalts bei und andererseits braucht der Körper diese Flüssigkeit, um die ganzen Giftstoffe, die wir täglich zu uns nehmen, gut ausleiten zu können.

Am besten du probierst es einfach aus. Ich kenne viele, die bereits allein damit ihre Kopf- und Migräneschmerzen wegbekommen haben.

Mein hier beschriebener Tagesplan und die Ergänzungen sind selbstverständlich nur ein Beispiel. Selbst bei mir ist nicht jeder Tag genau gleich und du solltest individuell auf deine persönlichen Bedürfnisse achten.

Der Säuren-Basen-Haushalt

Nun wie sieht es aber mit den eigentlichen Nahrungsmitteln aus? Einiges habe ich ja bereits verraten.

Ein guter Säuren-Basen-Haushalt ist sehr wichtig. Dazu gibt es dutzende Bücher. Zusammengefasst kann ich zu diesem Thema aber folgendes sagen: In unserer Gesellschaft findet mit der heute allgegenwärtigen „normalen" Ernährung eine komplette Übersäuerung statt. Normalerweise sollte man mindestens 80 % basische Lebensmittel zu sich nehmen und höchstens 20 % saure. Leider ist in den meisten Fällen genau das Gegenteil der Fall oder sogar noch schlimmer. Unter sauren Lebensmitteln versteht man nicht solche, die sauer schmecken wie die Zitrone, die übrigens basisch ist, sondern solche, die im Körper bei der Verstoffwechslung saure Metabolite erzeugen. Dazu gehören hauptsächlich Fleisch, Milchprodukte und verarbeitete und zuckerhaltige Nahrungsmittel. Früchte und Gemüse hingegen sind mehrheitlich basisch sowie z.B. auch Kartoffeln. Es sind meistens die natürlichen und frischen Produkte sowie die unverarbeiteten Lebensmittel, welche basisch und somit „gesund“ sind. Es gibt ganze Listen dazu, was als sauer und was als basisch gilt.

Nebst Früchten, Gemüse, Nüssen und Kernen esse ich viel sogenanntes Pseudogetreide wie Quinoa, Amaranth und Buchweizen, etc. Diese enthalten nämlich kein Gluten und werden nur leicht sauer verstoffwechselt. Gleichzeitig beinhalten sie sehr viele Vitalstoffe und veganes Eiweiß. Ich achte darauf, unbehandelte Nahrungsmittel einzukaufen, um Giftstoffe zu meiden, denn diese Giftstoffe, welche sich ebenfalls sauer verstoffwechseln, wirken logischerweise ungesund auf unseren Körper ein.

An dieser Stelle noch eine wichtige Erklärung: Blut mit einem permanenten PH-Wert von 7.37-7.45 übersäuert nicht, jedoch so ziemlich alles andere im Körper. Denn unser Körper tut alles dafür, damit das Blut nicht übersäuert, was den Tod oder mindestens die Intensivstation bedeuten würde (Azidose). Das ist der Grund, weshalb die Schulmedizin keine Übersäuerung des Körpers kennt, respektive nie von Übersäuerung spricht, denn sie geht bei diesen Diagnosen nur über die Blutwerte. „Unser Körper ist nur gemacht, um zu überleben, nicht, um gesund zu sein.“[24]

---

[24] Anm. d. Verf.

Es folgt eine sehr einfache Erklärung, um das Wirken des Säuren-Basen-Haushalts noch besser zu verstehen.

Säuren, auch Schlacken, Salze oder freie Radikale genannt, sind die Verursacher der Übersäuerung und entstehen beim Verstoffwechseln gewisser Nahrungsmitteln in unserem Körper. Damit diese wieder ausgeschieden werden können, müssen genügend Basen vorhanden sein. Ist dies nicht der Fall, produziert der Körper Depots, um diese Schlacken z.B. in Form von Ödemen sicher und von lebenswichtigen Organen entfernt, abzulagern. Bei jedem Basenüberschuss werden dann so viele wie möglich davon ausgeschieden. Hierfür ist aber eine ausreichende Wasserzufuhr notwendig, damit unter anderem das Lymphsystem entsprechend arbeiten kann.

Fehlt die Basenzufuhr über längere Zeit, muss der Körper immer weiter Schlacken sicher ablegen, bis er gezwungen wird, die Basen selber zu besorgen, weil die Depots überfüllt sind. Diese Basen holt sich der Körper aus Knochen und Muskeln, was zu diversen weiteren und dann sichtbaren Krankheiten führt (z.B. Osteoporose).

Durch überwiegend saure Nahrung kommt zudem die Leber nicht mehr nach mit ihrer Arbeit und so gelangen Säuren in den Darm. Da diese den Darm angreifen würden, wird die Darmwand leicht geöffnet und somit durchlässig (Leaky Gut Syndrom), um sich selbst zu schützen. So gelangen Schlacken aus dem Darm in den Körper, wo sie vom Lymph-system im Falle von genügend Wasser (und Bewegung) irgendwann zurück zur Leber gelangen. Doch diese ist dann meistens noch immer überlastet und der Teufelskreis beginnt von vorne. Weiter führt ein durchlässiger Darm zu schlechter Aufnahme von jeglichen Vitalstoffen, was neben der schon mangelnden Zufuhr gleich nochmals zu Nährstoffmangel führt.

Der „Gesunde" mag dies alles kaum merken, denn solche Körper schaffen es über Jahre hinweg, diese Nahrungsdefizite und Störfaktoren wegzustecken, bzw. zu kompensieren. Der Körper ist hier wirklich ein Phänomen, um nicht zu sagen, ein Wunder. Irgendwann aber bemerken übersäuerte Menschen Symptome wie Müdigkeit, Übergewicht, Haarausfall, Hautprobleme, Depressionen, Cellulitis, Krampfadern, Kopfschmerzen, Migräne, Zahnfleischprobleme, Karies, Alzheimer, MS, Osteoporose, Diabetes bis hin zu Krebs. All das kann durch Übersäuerung ausgelöst oder stark begünstigt werden.

Sehr viele übliche Beschwerden sind also im Endeffekt die Reaktion auf ein Defizit im Körper, u.a. ausgelöst durch jahrelange Falsch- und Mangelernährung. Wenn wir krank werden, ist es oft die Konsequenz des Raubbaus, den wir an unserem Körper betrieben haben, was dieser irgendwann nicht mehr kompensieren kann. Was auf der anderen Seite aber auch gut ist (wenn auch leider oft nicht früh genug), denn meist ändern wir ja erst was, wenn uns der Körper auf diese Weise dazu „zwingt". Alle, die in diesen Gebieten auf die gleiche Weise forschen oder sich mit Komplementärmedizin befassen, werden mir sicherlich beipflichten. Saures Milieu ist der perfekte Nährboden für jegliche krankmachenden Erreger. Ein übersäuerter Körper ist viel anfälliger für

Krankheiten, er ist oft müde und antriebslos, ja sogar oft verstimmt. Die Ausheilung von Krankheiten oder Wunden dauert deutlich länger als bei einem basischen Körper.

Aus diesen Gründen ist es für chronisch kranke Personen umso wichtiger, sich überwiegend basisch zu ernähren. Auch Übergewicht ist meist nicht allein die Folge von zu viel oder zu fettiger Nahrung, sondern mit wenigen Ausnahmen schlichtweg auch die Folge einer kompletten Übersäuerung des Körpers, begünstigt durch mangelnde Wasserzufuhr, welche für das Ausleiten der Schadstoffe zuständig wäre. Falls du an Übergewicht leidest, rate ich dir sehr, erst einmal zu versuchen, deine Ernährung so umzustellen, wie ich es hier beschreibe. Es ist wirklich erstaunlich, welche Veränderungen in kurzer Zeit passieren. Zu schön und zu einfach, um wahr zu sein? Nein, einfach TUN und das Resultat genießen. Hungern brauchst du bestimmt auch nicht, ich esse mehr als jemals zuvor. Und meine Lebensenergie hat sich radikal verändert. Ich kann mir heute eine andere Ernährung nicht mehr vorstellen. Jahrelang ging ich wie ein ferngesteuerter „Zombie“ durchs Leben, jetzt fühle ich mich lebendig.

Aber leider fängt das Ernährungsthema in unserer Gesellschaft ja schon bei unseren Kleinsten an. Schau mal, wie sich Kinder heute ernähren oder besser gesagt, ernährt werden und wie viele heute übergewichtig sind. Und es werden immer mehr. Natürlich können in vielen Fällen auch die mangelnde Bewegung oder psychische Faktoren eine Rolle spielen. Aber grundsätzlich und ich hoffe da gehen die meisten mit mir einig, ist dies definitiv auf die falsche Ernährung zurückzuführen. Es gibt zwar immer noch Leute, die behaupten, Kinder würden, wenn sie die Wahl hätten, automatisch auf ihre Intuition achten und sich somit für die süßen und verarbeiteten, „ungesunden" Produkte entscheiden. Dann können diese ja nicht so schlecht sein, denn der Mensch würde doch von Natur aus das Richtige wählen. Im Ernst jetzt? Na wie soll denn ein Kind noch das „Richtige" wählen können, wenn diese ungesund und industriell verarbeiteten Lebensmittel beispielsweise mit Glutamat als Geschmacksverstärker oder Zucker als „Suchtmittel" versetzt werden. Ein Kind, das noch nie Zucker konsumiert hat, würde sich nicht für ein solches Produkt entscheiden, es sei denn, es werde mit Farbe oder Glitzer „verführt". Weiter gilt, zu beachten, dass ein Kind bereits „süchtig" sein kann, weil die Mutter während der Schwangerschaft bereits Zucker und co. konsumierte.

Unbedingt möchte ich in diesem Unterkapitel noch etwas loswerden. Negative und destruktive Gedanken können unseren Organismus genauso übersäuern wie „falsche" Ernährung - zur Gedankenkraft dann aber zu einem späteren Zeitpunkt mehr.

Tierische

Nun gehe ich zum nächsten Thema über.

Auf Fleisch und Milchprodukte verzichte ich praktisch gänzlich. Warum? Einerseits werden sie sauer verstoffwechselt und andererseits fehlen mir jegliche Gründe, dass diese Nahrungsmittel für uns gut sein sollten, außer dass die Fleisch- und Milchindustrie durch unseren Konsum Milliardengeschäfte machen. Proteine und Kalzium, die in Fleisch und Milchprodukten angeblich so reichlich vorhanden sein sollen, hat es in vielen pflanzlichen oder veganen Lebensmittel um ein Vielfaches enthalten. Nur wissen das leider die Wenigsten, da es uns auch anders „verkauft" wird. Beim Kalziumgehalt in der Milch stelle ich fest, dass in 100 g Milch 120 mg Kalzium vorhanden sind. Als Vergleich, in 100 g Sesam sind 780 mg Kalzium enthalten, also über sechsmal so viel. Dabei gilt es zu beachten, dass der durchschnittliche Tagesbedarf an Kalzium mit etwa 1000 mg angegeben wird. Allein schon auf Grund dieser Tatsache macht es keinen Sinn, den Kalziumbedarf über Milch abdecken zu wollen. Kalzium wird bei einer ausgewogenen Ernährung zur Genüge aufgenommen.

Mit dem Proteingehalt im Fleisch verhält es sich ähnlich wie mit dem Kalzium in der Milch. Viel Protein lässt sich in Hülsenfrüchten wie Bohnen und Linsen, oder in Pseudogetreide wie Quinoa, Amaranth und Buchweizen finden. Weitere starke Proteinquellen sind Süßlupinen, Kerne und Nüsse.

Alle nötigen Nährstoffe können ausreichend in irgendeiner anderen und sogar gesünderen Form als beim Fleisch eingenommen werden. Auf die Vitamine B3 und B12 sollte man allerdings bewusst achten. Sie sind, wie bereits erwähnt, beispielsweise auch in Bierhefe enthalten. Und da lasse ich mir ausnahmsweise auch von keinem Ernährungsberater oder sonstigen „Experten" etwas anderes erzählen. Und selbst, wenn dem so wäre, müsste man abwägen. Der Fleisch- und

Milchkonsum hat für mich auch einfach zu viele negative Faktoren sowie Folgen für andere Lebewesen und unsere Erde. Das ist im Endeffekt meine persönliche Meinung. Jeder Mensch soll für sich selbst entscheiden. Wie könnte ich auch verurteilen, ich selbst habe früher zweimal täglich Fleisch gegessen. Heute esse ich vielleicht noch einmal im Monat Fleisch, wenn überhaupt. Und dann schaue ich, dass es nachhaltig produziert worden ist. Über die ganzen ethischen Ansichten oder die Massentierhaltung müssen wir an dieser Stelle nicht bis ins Detail diskutieren. Man möge sich aber mal folgendes Beispiel zu Gemüte führen. Wir können die Zähne von fleischfressenden Tieren betrachten und dann die Zähne von pflanzenfressenden Tieren. Dann schauen wir uns unsere Zähne an. Fleischfresser haben spitze Reißzähne, Pflanzenfresser hingegen stumpfe Zähne um etwas zu zermahlen. Man kann sich allein schon mit diesem einen von vielen Beispielen eine Meinung bilden.

Der durchschnittliche Fleischkonsum in unserer Gesellschaft hat sich in den letzten hundert Jahren um ein vielfaches erhöht.[25] Für viele ist es völlig normal, zwei bis dreimal täglich Fleisch- und Wurstwaren auf dem Speiseplan zu haben. Die Speisepläne in den meisten Gastrobetrieben folgen diesem Trend. Darauf Gerichte ohne Fleisch zu finden, ist eine Seltenheit geworden. Ich möchte dich an dieser Stelle lediglich bitten, dir deinen Fleischkonsum (falls es den gibt) bewusst zu machen und dir zwischendurch wieder Überlegungen zu deren Produktion und der ganzen Massen-

---

[25] Day 2001 S.201ff.

tierhaltung vor Augen zu führen. Und zwar gerade auch dann, wenn es wieder mal ums Thema Hungersnot auf Erden geht und man feststellen kann, wie viel Getreide auf derselben Fläche angepflanzt werden könnte, die man den Rindern zur Fleischproduktion zur Verfügung stellt. Im Weiteren bin ich der Ansicht, dass jeder, der Fleisch isst, auch bereit und fähig sein müsste, sich dieses Fleisch selber zu erlegen. Tja die Fleischindustrie ist scheinbar clever genug und tut dies nicht ohne Grund ganz hinter verschlossenen Türen.

Obwohl ich gesagt habe, dass wir nicht bis ins Detail über die ethischen Beweggründe diskutieren müssen, möchte ich als letztes noch folgendes sagen. Wir pflanzen aktuell auf der Erde Nahrung für rund zehn Milliarden Menschen an. Etwa die Hälfte davon wird als Futter für die sogenannten „Nutztiere“ verwendet. Kein Mensch müsste auf Erden Hunger leiden. Anstatt 15 kg Getreide für 1 kg Rindfleisch zu verschwenden, sollte man über eine Veränderung unserer Gewohnheiten nachdenken. Wir könnten unsere Ressourcen teilen, gesund leben, die Umwelt schützen und sogenannte „Nutztiere“ als das sehen, was sie sind: Lebewesen, die – wie wir – rein zufällig auf dieser Erde zu Gast sind. Lebewesen, die Angst und Freude fühlen. Lebewesen, die leben wollen.

Dazu möchte ich gerne noch die Worte von Jana Aurelia zitieren, welche mich sehr angesprochen haben und zum Nachdenken anregen sollen:

„Ich verurteile niemanden, der Fleisch isst, denn auch ich habe dies 30 Jahre lang getan, aber die Argumente/Ausreden fürs Fleischessen, kann ich nicht mehr ernst nehmen. Wir

leben in einer Zeit der Aufklärung und Wissen ist uns (fast) uneingeschränkt zugänglich. Wir wissen, was wir mit unserem Fleischkonsum der Umwelt, unseren Körpern und den getöteten Geschöpfen antun. Wir wissen, um die grausamen Arten Tiere zu halten, zu vergewaltigen, den Müttern die Kinder zu entreißen, um die Transporte und teilweise unaussprechlichen Methoden, ihnen das Leben zu nehmen.

WIR WISSEN DIES ALLES.

Wir ertragen es kaum, menschliche Leichen zu sehen, flanieren jedoch fröhlich durch die Leichenhallen in den Supermärkten und kaufen Leichenteile. Wir verhätscheln Hund und Katz, halten sogar Spinnen als Haustiere, aber Schwein, Huhn, Kalb, Rind, Lamm usw. sehen wir als Nutztiere für unseren sinnlosen Konsum. Wir leben nicht mehr in Höhlen und kacken (bestenfalls) nicht mehr in den Wald, aber benutzen das Argument, unsere Vorfahren hätten schon Fleisch gegessen. Überall sehen wir den Fortschritt, aber bei diesem Thema sind wir zurückgeblieben. Hier sind wir noch immer Barbaren. Ich kann selbst kein Tier töten und habe aus diesem Grund kein Recht dessen totes Fleisch zu konsumieren. Die Anonymität der Schlachthäuser gehört für mich aufgehoben. Glaswände sollten sie haben und Lautsprecher, die das Leiden des Todes verkünden sollten. Wir leben in einer Fülle aus Nahrung und es ist schlichtweg nicht mehr nötig, andere Geschöpfe für unseren Hunger sterben zu lassen. Und ja, auch Pflanzen haben Bewusstsein und Gefühle. Aber sie wurden geschaffen, um uns Gutes zu tun. Mit ihrer LEBENSKRAFT versorgen sie unsere Körper mit allem, was wir brauchen. Fleisch ist TOT. Und führt zur Übersäuerung in unseren Körpern, während pflanzliche Nahrung uns basisch machen kann. Das Übersäuern des Körpers, ist eigentlich ein Prozess, der erst bei der Verwesung auftreten sollte, doch dies ist die Volkskrankheit Nr. 1, neben Krebs, der NUR in einem sauren Milieu überleben kann.

Wir sind ein Volk aus wandelnden Leichen.

Entscheide Dich FÜR das Leben, aber nicht nur für DEINES"![26]

Bei der Milch habe ich ähnliche Vorbehalte und Vergleiche. Welches Lebewesen trinkt denn schon Milch von einer anderen Rasse? Säugetiere trinken Muttermilch und danach keine Milch mehr. Ich sehe absolut nicht ein, weshalb Milch oder Milchprodukte gut für den Menschen sein sollten - etwa wegen des Kalziums für unsere Knochen, wie uns glaubhaft gemacht wird? Alles Unsinn (dazu habe ich bereits berichtet)!

Milchprodukte rauben uns mehr Vitalstoffe, als sie uns geben. Im Übrigen verstopfen Milchprodukte unsere Darmzotten, sodass die Vitalstoffe noch schlechter aufgenommen werden können.

Wenn die Aussage stimmt, dass man von Milch starke Knochen bekommt, nehmt es mir bitte nicht übel, aber dann stimmt meine Behauptung mindestens genauso, dass man davon Rheuma, Gicht und Arthrose bekommt.

[26] Aurelia 2018

Ich erfahre am eigenen Leib, was es für einen Unterschied macht, keine Milchprodukte mehr zu nehmen. Allergien und Hautprobleme verschwinden damit, ich habe weniger Schleim in der Lunge und müde bin ich auch nicht mehr.

Und wenn Milch für unsere Knochen tatsächlich so gut wäre, dann müsste man ja davon ausgehen, dass die Asiaten schwächere Knochen als wir haben. Diese vertragen nämlich keine Milchprodukte, da ihnen das nötige Enzym Lactase fehlt, das gebraucht wird, um den Milchzucker Laktose in seine verdaulichen Substanzen zu spalten. Säuglinge produzieren dieses Enzym, um die Muttermilch verwerten zu können. Fehlt es, beginnt der Milchzucker im Dickdarm zu gären. Dies führt zu Symptomen wie Blähungen, Koliken oder Durchfall. Die Asiaten sind aber nicht die einzigen, die unter diesem Mangel „leiden", denn die meisten ausgewachsenen Säugetiere – so auch der Mensch – vertragen normalerweise keine Milch.

Ich finde es zudem alarmierend, dass die meisten kaum eine Ahnung davon haben, wie Milchprodukte hergestellt werden und im naiven Glauben sind, eine Kuh gebe permanent und ganz selbstverständlich Milch. Dabei verhält es sich bei Menschen, wie bei allen anderen Säugetieren: Milch ist nur vorhanden, wenn das Weibchen des jeweiligen Säugetiers trächtig ist. Was in der Tat passiert, ist, dass die meisten Kühe künstlich befruchtet werden, damit sie trächtig werden und anschließend Milch „geben" respektive der „Milch-Raub" stattfinden kann. Und zu guter Letzt werden ihnen die neugeborenen Kälber weggenommen, um noch mehr vom

Milchprofit zu haben und je nach Bedarf das Kalb gleich noch für die Fleischproduktion zu nutzten. Die Milch- und Fleischindustrie stecken damit zusammen unter einem Hut. Zum Thema Milch gebe ich abschließend gerne einen Verweis zu einem Bericht vom 17. Januar 2019 auf der Internetseite bewusst-vegan-froh.de, in welchem ein Wissenschaftler erklärt, wie Kuhmilch Kalzium aus den Knochen herauslöst und sie schwächer macht.[27]

Zucker und künstliche Süßstoffe

Zucker ist ebenfalls ein leidiges Thema, nicht nur weil er sauer verstoffwechselt wird. Praktisch in jedem verarbeiteten Lebensmittel steckt heutzutage Zucker drin, meist versteckt, da er viele Namen trägt (Saccharose, Dextrose, Raffinose, Glukose, Fruktose- oder Glukosesirup, Laktose, Malzextrakt, Maltodextrin, Süssmolkenpulver, Gerstenmalz). Dabei meine ich den verarbeiteten Raffineriezucker, der nur noch ein „Abfallprodukt" ist und mit der ursprünglich natürlichen Zuckerform nicht mehr viel zu tun hat. Wusstest du, dass sich z.B. Zucker sogar in Trockenfleisch, Senf, Ketchup, Mayonnaise versteckt? Ich könnte noch viele weitere Produkte aufzählen.

Noch schlimmer sind die künstlichen Süßstoffe wie beispielsweise Aspartam. Diese kommen in den ganzen Light-Produkten und koffeinhaltigen Süßgetränken vor. Sie können u.a. mitverantwortlich für diverse Krankheiten wie z.B. Alzheimer, Autismus, MS (Multiple Sklerose), Krebs oder

[27] bewusst-vegan-froh.de 2019

Lupus sein. Aspartam stand übrigens bis Mitte der 70-er Jahre auf einer CIA-Liste als potentielles Mittel zur biochemischen Kriegsführung. Aus meiner Sicht, nebst Glyphosat, eine der gefährlichsten Substanzen, die heute in Nahrungsmitteln vorkommt. Würdest du freiwillig ein Glas Methanol oder Formalin trinken? Glaub mir, ich könnte hier ein ganzes Buch über Aspartam, deren Folgen und Nebenwirkungen schreiben. Wer es dennoch genauer wissen möchte, was an meinen Aussagen dran ist, kann gerne mal im Internet recherchieren, Verschwörungen hin oder her.

Beim Zucker kommt erschwerend hinzu, dass dieser ein Suchtmittel, sozusagen eine Droge, ist. Das merkt man spätestens, wenn man mal davon loskommen möchte. Als ich mich damals vom Zucker verabschiedet habe, konnte ich neben meinem Körper auch meine Sinne wieder viel besser wahrnehmen. Ebenso hat sich meine Konzentration und Motivation zum Positiven verändert. Man muss dabei wissen, dass Zucker die Sinne benebelt.

Auch beim Zucker steht eine riesige Industrie dahinter, welche Umsätze in Milliardenhöhe generiert, denn jeder Europäer verzehrt pro Jahr im Durchschnitt 40 Kilogramm Zucker. Das sind 37 Würfelzucker am Tag, was 600 Kalorien gleichkommt. Diese könnte man in drei Stunden „weg-joggen", tut man dies nicht, würde das bedeuten, dass man gemäß Hochrechnung theoretisch schon allein davon alle drei Wochen ein zusätzliches Kilo auf die Hüften bekommt.

Das Thema Zucker möchte ich an dieser Stelle nicht weiter ausführen. Wer sich jedoch genauer dafür interessiert, kann ich den Dokumentarfilm „Die große Zuckerlüge“[28] auf Arte oder „Voll Verzuckert“ auf Youtube[29] empfehlen.

Weizen und Gluten

Der heutige Weizen ist nicht mehr zu vergleichen mit dem Weizen von früher. Heute gilt bei jeglichen Produkten: Schneller, größer, optisch schöner. Heute ist der Weizen genmanipuliert, was sich schlecht auf unsere Gesundheit auswirkt. Das im Weizen enthaltene Gluten hat eine verklebende und verdickende Wirkung und ist nicht geeignet für den menschlichen Körper. Gluten fördert Entzündungen und reizt den Darm. Leider verhält es sich mit Weizen und Gluten ähnlich wie mit Zucker, es ist fast überall enthalten. Man beachte mal, in welchen handelsüblichen Produkten Weizen steckt, z.B. Ebly oder Couscous.

Ich meide Produkte, die Weizen oder Gluten enthalten, da gehört auch übliche Pasta zu. Dafür mag ich besonders Pasta aus z.B. Erbsen, Kichererbsen oder Linsen. Leider ist auch unser geliebtes und fein duftendes Brot „nichts mehr wert“. Es enthält meistens Weizen, mindestens jedoch Gluten. Und in einer Bäckerei ein glutenfreies Brot zu kaufen, meide ich, da ich davon ausgehe, dass dem Brot chemische Klebstoffe anstelle von Gluten beigefügt wurden. Mein Brot wird selbst hergestellt und besteht aus Mandelmehl, Süßlupinenmehl, Leinsamen, Chiasamen, Sonnenblumenkerne, Hanfsamen, Sesam, Nüssen und allem Gesunden, was mir gefällt.

---

[28] Arte 2015
[29] Youtube 2019

Weiter ist Gluten in fast allen Getreideprodukten zu finden, inkl. Dinkel. Glutenfrei sind z.B. Kartoffeln, Pseudogetreide und Mehle davon, Kastanienmehl, Hülsenfrüchte, Samen, Nüsse und natürlich Obst und Gemüse. Weizen zählt zu den hochkonzentrierten Kohlenhydraten und hat daher eine ganz ähnliche Wirkung auf den Blutzuckerspiegel wie Zuckerkonsum.

Kohlenhydrate

Wir kennen die einfachen Kohlenhydrate (vollwertige Kohlenhydrate) und die raffinierten (konzentrierten) Kohlenhydrate. Letztere sind meistens industriell verarbeitet z.B. weißes Mehl, weißer Reis, Pasta. Im industriellen Prozess wird dem Getreide die Randschicht entfernt, so wird Vollkorn zu Weißmehl, Naturreis zu weißem Reis, etc. Die Ballaststoffe und Vitalstoffe gehen dadurch verloren, das Produkt besteht letztendlich fast nur noch aus Kohlenhydraten. Natürlich gehört auch Zucker zu den raffinierten Kohlenhydraten.

Beim Verzehr von konzentrierten Kohlenhydraten wird (wie beim Zucker) der Blutzuckerspiegel stark in die Höhe getrieben, sodass der Körper übermäßig Insulin (Blutzucker regulierendes Hormon) produziert, um den Zucker im Blut wieder zu senken. Darauf folgen dann wieder Hunger, Heißhunger oder Gelüste, weil der Blutzucker zu schnell abfällt.

Einfache Kohlenhydrate enthalten pro 100 g Nahrungsmittel weniger als 15 g Kohlenhydrate. Hierzu zählen gerade noch Bananen und Kartoffeln, die befinden sich um ca. 15 g Kohlenhydrate pro 100 g.

Die vollwertigen Kohlenhydrate gehören zu den einfachen Kohlenhydraten und sind meist relativ unbehandelt. Gemüse, Früchte, einige Hülsenfrüchte, einige Pseudogetreide und Kartoffeln zählen dazu.

Im Allgemeinen sind Kohlenhydrate nicht schlecht für unseren Körper. Das Übermaß davon ist aber definitiv nicht gesund und führt rasch zu Fettablagerungen und Wassereinlagerungen, teils sogar zu Entzündungen.

Wir müssen stets bedenken, dass Kohlenhydrate in so gut wie allem enthalten sind, was wir essen. Darauf zu achten, dass man nicht bei jeder Mahlzeit viel Kohlenhydrate zu sich nimmt, ist deshalb durchaus sinnvoll.

Lektine

Dieses Thema möchte ich nur kurz erwähnen, da ich doch sehr oft von Hülsenfrüchten schreibe. Lektine sind Stoffe, die sich an unsere Darmzellen binden und somit die Nährstoffaufnahme stark negativ beeinflussen. Gelangen sie in den Blutkreislauf, können sie sich da auch an andere Zellen binden mit negativen Auswirkungen. Leider sind genau diese Lektine in meinen beliebten Hülsenfrüchten enthalten.

Lektine finden sich weiter in allen Bohnen, Cashewkernen, Getreiden und Nachtschattengewächsen wie z.B. Tomaten, Auberginen und Kartoffeln, im Gemüse jedoch in geringeren Mengen als in Hülsenfrüchten oder Getreiden.

Die gute Nachricht ist, durch richtige Zubereitung der Speisen und durch Einweichen der Hülsenfrüchte, löst sich der größte Teil der Lektine. So lege ich also meine Hülsenfrüchte immer zwischen 4 und 24 Stunden in Wasser ein, bevor ich sie koche. Beim Kochen selbst, werden weitere Lektine zerstört.

Auch hier findet sich ein weiterer Grund, Brot selber herzustellen, denn durch das Gehenlassen des Brotteiges, findet ein enzymatischer Prozess statt, womit sich die Lektine entschärfen.

Ich merke hier an, dass ich dennoch nicht auf Cashewkerne oder rohe Tomaten verzichte. Sie enthalten nur wenige Lektine und besitzen reichlich gute Nährstoffe.

Soja

Weil viele Vegetarier oder Veganer gerne auf Soja zurückgreifen, möchte ich meine Meinung und Erfahrung dazu, mit dir teilen.

Soja ist in etwa so weit verbreitet wie Weizen. Und genau so ist Soja leider auch genmanipuliert. Weiter kann sich Soja bei manchen negativ auf den Hormonhaushalt auswirken. Aus diesen Gründen und weil es genügend Alternativen gibt, bin ich kein Fan von Soja und konsumiere es nicht.

Bio Produkte

Ich kaufe fast ausschließlich Bio-Produkte ein, dennoch schwöre ich nicht auf „bio", denn mir sind auch suboptimale Arten von Anbauten bekannt - wohl aber weniger wie bei herkömmlichen Anbauten.

Was mich zum Kauf von Bio-Produkten veranlasst, ist, dass Bio-Betriebe strengeren Kontrollen der entsprechenden

Behörden bei Tierhaltung und Düngemitteln unterstellt sind. Dass Bio-Nahrungsmittel nicht mit derselben Menge an chemischen Mitteln vollgepumpt sein können wie handelsübliche, zeigt schon allein die Tatsache, dass Bio-Gemüse oder Bio-Früchte eine deutlich kürzere Haltbarkeit aufweisen.

Bei den chemischen Substanzen denke ich nicht nur an meine Gesundheit, sondern genauso an Mutter Natur. Falls es dich anspricht, die Unterschiede der Bio-Labels sind durchaus interessant. Die Unterschiede beziehen sich vor allem auf die Tierhaltung.

Schon oft habe ich gehört, dass eine „gesunde" Ernährung und eine mit biologischen Produkten ja auch sehr teuer sei. Ach ja, wirklich? 4 Euro für 12 Bio-Freilandeier ist zu teuer, aber im Starbucks 4 Euro für einen Kaffee zu bezahlen ist ok? Im Übrigen habe ich selbst die Erfahrung gemacht, dass die allgemeine Ernährungsumstellung nicht zu einer Erhöhung der Haushaltskosten führt - im Gegenteil, durch den Verzehr von weniger Fleisch beispielsweise, spare ich heute sogar bares Geld. Weiter kommt dazu, dass die biologischen Produkte durch ihren höheren Gehalt an Vitalstoffen nahrhafter sind. Dies kann sogar dazu führen, dass das Sättigungsgefühl früher eintritt.

Entgiftungserscheinungen

Ich möchte dich vorwarnen. Sobald du deine Ernährung auf überwiegend basisch umstellst, wird dein Körper anfänglich vermehrt Entgiftungssymptome zeigen, da überall aus deinem Körperinneren Schlacken freigesetzt werden, weil endlich genügend Basen geliefert werden. Diese Schlacken (Säuren) gelangen über diverse Wege aus deinem Körper, natürlich über Urin und Stuhl, weiter aber auch über den Schweiß, die Haut, die Kopfhaut, die Ohren und deine Schleimhäute. So könnten eventuell Symptome wie übelriechender Schweiß, vermehrtes Schwitzen, mehr Ohrschmalz, unreine Haut, fettige Haut, rasch fettende Haare, einen belegten Mund und eine stark belegte Zunge, konzentrierter Urin und in heftigeren Fällen sogar Durchfall auftreten. Weil die Schlacken sich vom Körperinneren lösen, ist gerade jetzt das viele Wasser trinken umso wichtiger. Treten zum Beispiel Kopfschmerzen oder Migräneanfälle während dieser Phase auf, so ist dies meistens ein Zeichen dafür, dass zu wenig Flüssigkeit vorhanden ist, um die Schlacken wegzutransportieren.

Diese Entgiftungssymptome können solange bleiben, wie dein Körper benötigt, um alte Schlacken auszuleiten. So ist es also z.B. mit einer wöchentlichen Basen-Ernährung nicht getan. Der Körper braucht länger dafür (je nach Säuren-Belastung und je nach neuer Ernährung) und sobald die basische Ernährung wiedereingestellt wird, wird der Körper logischerweise wieder bzw. weiter belastet.

Eine Ernährungsumstellung ist keine Kur oder Diät, es ist im Endeffekt eine Lebenseinstellung aus Liebe zur eigenen Gesundheit und zum eignen Körper.

Ich bin mir vollkommen bewusst, dass das Ernährungskapitel sehr komplex und vor allem noch komplexer ist als hier beschrieben. Vieles habe ich der Verständlichkeit wegen sehr einfach erklärt. Ich könnte bzw. müsste noch ein hundertfaches an Ausführungen und Erklärungen dazu machen, schließlich habe ich mich über viele Jahre damit befasst und tue es immer noch. Da auch meine Weiterentwicklung in keinem Bereich des Lebens vollendet ist, würde ich in ein paar Wochen vermutlich bereits wieder weitere Informationen hier hineinpacken wollen.

Da es in diesem Buch aber nicht nur um Ernährung geht, will ich dieses Kapitel nur soweit an der Oberfläche ankratzen und zusammenpacken, damit verständlich wird, was dieses Thema für einen enormen Einfluss auf unsere Gesundheit haben kann.

Wenn mich jetzt jemand fragen würde, ob ich auf zwei Seiten als Empfehlung die wichtigsten Ernährungsgrundsätze für eine „richtige" und für uns Menschen nachhaltige Ernährung verständlich zusammenfassen könnte, dann würde ich dies mit den folgenden 18 Punkten ausführen, wobei die letzten vier Punkte nicht mehr direkt mit der Ernährung im Zusammenhang stehen:

1. Ungefähr 3 Liter Wasser pro Tag trinken (abhängig vom Körpergewicht). Andere Flüssigkeiten als Wasser wie z.B. koffeinhaltige Süßgetränke, Kaffee und Alkohol vermeiden. Ansonsten dürfen sie an der Menge nicht angerechnet werden, im Gegenteil, sie wären dann beim Wasser gleich noch zuzurechnen, um es auszugleichen!
2. Nicht mit dem Essen zusammen trinken. Im Idealfall mindestens bis 20 Minuten vor und frühestens 2 Stunden nach dem Essen. Von Vorteil mindestens einen

halben Liter Wasser auf einmal trinken!

3. Morgens direkt nach dem Aufstehen bzw. nach dem Ölziehen mindestens einen halben bis einen Liter warmes Wasser oder wenn es nicht anders geht, gesunder Tee ohne Zucker auf den nüchternen Magen trinken!
4. Viel basische Nahrungsmittel wie Früchte und Gemüse essen!
5. Wenig bis gar keine sauren Nahrungsmittel wie Fleisch und Milchprodukte essen, wenn Fleisch dann Poulet, Rind, Schaf dem Schweinefleisch vorziehen, wenn Fisch, dann nur biologischen Tiefseefisch!
6. Alles Mögliche selbst machen und nicht fertig kaufen. Zum Beispiel Saucen oder Mayonnaise. Wenn man mal weiß wie, geht das sehr schnell und ist auch einige Zeithaltbar. Man muss halt erst mal auf die Idee gebracht werden, diese handelsüblichen Dinge selbst herzustellen!
7. Proteine anstatt mit Fleisch durch Nüsse, Mandeln oder Hülsenfrüchte wie Bohnen, Linsen, Kichererbsen oder Pseudogetreide ersetzen!
8. Weizenprodukte vermeiden (Gluten, Gen-Manipulation). Voll- und Naturreis, Hülsenfrüchte und Pseudogetreide vorziehen. Brot, wie es heute hergestellt wird, ist leider in den meisten Fällen „ungesund“, wenn Brot, dann ohne Weizen und ohne Zusatzstoffe, am besten selbstgemacht und glutenfrei!
9. Frische Produkte den verarbeiteten und konservierten vorziehen. Als Beispiel: Kartoffeln (basisch und

unverarbeitet) den Teigwaren (enthalten im Normalfall Weizen, also Gluten, sind verarbeitet und verstoffwechseln sich stark sauer) vorziehen. Es sind beides Kohlenhydratlieferanten!

10. So gut als möglich, jegliche Art vom „Suchtmittel“ Zucker vermeiden!
11. Bio-Produkte oder Produkte direkt vom Bauern vorziehen!
12. Statt herkömmliche (tierische) Fette besser kaltgepresste pflanzliche Öle wie Kokosfett oder Olivenöl!
13. Gesunde Salze ohne Fluorid & Jod, wie z.B. Himalayasalz. Gesunde Bio-Gewürze den handelsüblichen Fertiggewürzmischungen vorziehen (diese enthalten nämlich fast immer versteckten Zucker)!
14. Langsam essen und gut kauen! Die letzte Tagesmahlzeit nach Möglichkeit noch vor 20 Uhr einnehmen!
15. Regelmäßiger Schlaf!
16. Viel frische Luft und „lockere“ Bewegung!
17. Keine oberflächliche, sondern bewusste und tiefe Atmung!
18. Auf die eigenen Gedanken und seine Einstellung achten! Dankbar sein!

Im Endeffekt glaube ich nicht, dass es ein einziges Erfolgsrezept oder ein Wundermittel gibt, sondern dass es die Summe aller ausmacht. Es sind oft viele kleine Dinge, die im Gesamten einen Unterschied ausmachen, angefangen bei ganz banalen Angewohnheiten, wie kein Wasser aus der Plastikflasche zu trinken, Knoblauch, Ingwer und Honig als natürliches entzündungshemmendes Mittel einzunehmen oder beim Einkauf auf frische und biologische Nahrungsmittel zu achten, um nur ein paar Beispiele zu nennen. Dasselbe gilt natürlich leider auch umgekehrt. Denn viele Menschen wollen nicht verstehen, dass der eine Tropfen, der das Fass zum überlaufen brachte, nicht der eigentliche Grund für die Beschwerden oder die Krankheit ist, sondern die vielen Tropfen davor. Das Beispiel Herzinfarkt lässt grüßen.

Etwas scheint mir beim Thema „Bewusste Ernährung" noch ganz entscheidend zu sein: Das Ganze soll Spaß machen. Natürlich bin ich mir bewusst, dass dies nicht in jedem Fall so einfach ist. So macht es wohl kaum jemandem Spaß, auf Zucker zu verzichten, zumindest anfangs nicht. Jedoch könnte es durchaus Spaß machen, das Ergebnis zu sehen. Und dann kommt ein ausgeglichener Körper auch viel besser mal mit einer „Sünde" klar, was dann wiederum erst recht mehr Spaß macht.

Ich habe das Glück, dass das Thema Spaß bei mir mittlerweile auf Grund der Erfolge außer Frage steht. Oder andersrum erklärt, mir würde nichts Freude bereiten, von dem ich mir bewusst bin, dass es meinem Körper Schaden zufügt. Dazu musste sich aber erst mein Bewusstsein und meinen Fokus ändern.

Wenn aber jemand merkt, dass man sich mit solchen Sachen nur quält, die Balance zur Lebensfreude damit nicht mehr stimmt und somit lieber darauf verzichten möchte (auf

Kosten der Gesundheit), ganz ehrlich, dann bin ich der Meinung, sollte man es besser lassen. Ein Stück Schokolade zu essen und dabei zu denken, es sei nicht gesund, ist der falsche Ansatz. Für mich haben sowohl Lebensqualität wie auch Gesundheit einen hohen Stellenwert. Dies gilt es sorgfältig abzuwägen.

Leider geben nicht alle Menschen gleich viel auf Ihre Gesundheit. Darum kann ich auch besser verstehen, weshalb gewisse Personen, darunter auch übergewichtige, sich sehr ungesund ernähren, respektive was sie alles in sich „hineinstopfen". Ich glaube einfach, sie sind sich auf Grund von Unwissenheit den möglichen Folgen nicht bewusst. Vielleicht ist es ihnen aber auch schlichtweg egal.

Ich habe irgendwann begriffen und am eigenen Leib gemerkt, weshalb die Ernährung so wichtig für fast alles, was unsere Gesundheit anbelangt, ist. Über die Ernährung können wir das Immunsystem am meisten beeinflussen und stärken, was wiederum dafür sorgt, dass wir praktisch von allen gesundheitlichen Problemen geschützt sind. Dazu gibt es Fachleute, die in dieser Sache noch viel weiter gehen. Der Medizinnobelpreisträger Dr. Otto Warburg behauptete sogar, dass in einem basischen Milieu kein Keim überlebe.[30]

In diesem Sinne wünsche ich dir jetzt schon viel Spaß beim Ausprobieren und noch mehr Erfolg bei der Umsetzung. Wer es nicht versucht, wird nie erfahren, was damit alles bewirkt werden kann.

---

[30] Warburg 2018

KAP 9 Körperpflege (-Produkte)

Irgendwann habe ich mal gelernt, dass die Haut „transparent“ und durchlässig ist, womit der Körper über die Haut im Grunde genommen jegliche Substanzen aufzunehmen vermag. Er soll sogar im Stande sein, über die Haut teilweise besser aufnahmefähig zu sein als über den Darm. Mag verrückt klingen, aber es gibt Beispiele, in denen das sogar einleuchtend und spürbar nachweisbar ist (Beispiel Magnesiumchlorid, welches sowohl oral wie auch äußerlich über die Haut verabreicht werden kann). Umso mehr müsste das doch zu denken geben, wenn man sieht, was der Haut oftmals zugemutet bzw. angetan wird. Da werden unzählige Pflegeprodukte wie Deodorants, Zahnpaste, Bodylotion, Duschgel, Haarshampoo, Haarspray, Nagellack und Schminke benutzt, in welchen offensichtlich viele Chemikalien und Schadstoffe, sogenannte Giftstoffe enthalten sind. Diese wirken sich im Übrigen ebenfalls negativ auf den Säure-Basen-Haushalt aus. Absurderweise haben gerade Menschen, welche sich viel von solchen Produkten verabreichen, um damit kurzfristige Erfolge wie z.B. glatte Haut zu erzielen, im Alter oft unübersehbar schlechtere Haut. Diese Aussage ist ganz und gar nicht aus der Luft gegriffen, denn ich kenne auf der anderen Seite mittlerweile persönlich Leute, die seit Jahrzehnten ganz bewusst keine handelsüblichen kosmetischen Produkte verwenden und sich längst auch gesund ernähren. Diese Menschen sehen eindeutig um Jahre oder teilweise sogar um Jahrzehnte jünger aus. Glaub mir, dies ist kein Zufall! Und eigentlich müsste es ja umgekehrt sein, würden die erwähnten handelsüblichen Produkte tatsächlich das halten, was sie versprechen.

Den meisten Menschen wird die Anwendung dieser Produkte jedoch nicht viel ausmachen, außer dass ihr Portemonnaie damit etwas strapaziert wird, denn unser Körper weiß zumindest kurz- bis mittelfristig damit umzugehen.

In meinem Fall ist das ein bisschen anders. So habe ich schon früh bemerkt, dass auf Grund meines eh schon defizitären Gesundheitszustandes, Probleme mit trockener, unreiner und empfindlicher Haut auftreten. Zudem bekam ich im Laufe der Zeit starke Akne. Natürlich hatte das bei mir auch mit der Einnahme einer Vielzahl von Medikamenten zu tun. Dazu kommt noch die bis dahin überdurchschnittlich ungesunde Ernährung.

Dem setze ich aber nun ein Ende, einerseits, wie schon erwähnt, durch die Ernährung und auf der anderen Seite setze ich bei der Verwendung von Hautpflegeprodukten, dazu gehören auch Duschmittel, an. Oder sollte ich eher sagen bei der Nicht-mehr-Verwendung? Keine Angst, ich dusche immer noch und ja, ich verwende dabei meist nicht nur Wasser.

Außer ein paar wenigen Ausnahmen beinhalten herkömmliche und handelsübliche Produkte viele Zusatz-, Schad- und Konservierungsstoffe, welche einerseits deren längeren Haltbarkeit dienen, auf der anderen Seite schädlich für uns sind und oftmals genau das Gegenteil bewirken, von dem, was sie eigentlich sollten, nämlich unseren Körper auf Dauer zu erhalten und zu schützen.

Neben der Ernährungsumstellung beginne ich auch diesem Muster zu entgegnen und verwende heute keine solche Produkte mehr. Zum Duschen benutze ich entweder ein sogenanntes Rosenöl, welches in eigener Herstellung und ohne Zusatzstoffe produziert wird, jedoch nicht sehr lange haltbar ist oder ich verwende eine spezielle mit nativem Olivenöl hergestellte natürliche Seife ohne Zusatzstoffe, welche in handelsüblichen Geschäften nicht erhältlich ist. Beides macht die Haut geschmeidig und verleiht ihr die perfekte Feuchtigkeit. Auch für die Haare gibt es solche Seifen, welche z.B. hergestellt sind aus Olivenöl, Rizinus- und Kokosöl, angereichert mit grünem Lehm. Weiter kann man die Haare sogar mit Roggenmehl waschen. Ergänzend dazu bürste ich meine Haut mit einer Körperbürste, was alte unnötige Hautpartikel entfernt, gut für die Durchblutung und das Lymphsystem ist und somit der Entgiftung dient. Im Übrigen macht es die Hautporen rein. Es ist kaum zu glauben, wie sich meine Haut alleine schon dadurch verändert hat. In diesem Fall kann man wohl sagen, weniger ist mehr. Sebastian Kneipp lässt grüßen.

Ich möchte noch anfügen, für diejenigen die ihre Körperpflegeprodukte umstellen: Nicht gleich von Beginn an wird Haut und Haar gesünder und schöner sein. Beides wird in der Regel erst mal trocken und das Haar sogar etwas struppig. Das kommt daher, dass die Sprödheit nun zum Vorschein kommt, weil kein Silikon, etc. mehr das Haar bzw. die Haut umhüllen. Haut und Haare werden somit erst mit der Zeit schön, weil sie nicht mehr durch verschiedene Chemikalien angegriffen werden.

Außer meiner Haut bürste ich noch etwas anderes und zwar meine Haare. Mit einer Haarbürste (vorzugsweise eine Holzbürste) kämme ich über mehrere Minuten, anfangs fast täglich oder mehrmals die Woche, meine Haare und die Kopfhaut in alle Richtungen. Dabei stelle ich außer der sehr angenehmen Kopfmassage fest, dass sich das Haar mit der Zeit voller und gesünder anfühlt. Die Durchblutung der Kopfhaut und die Poren werden dadurch angeregt und in ihrer Funktionsfähigkeit unterstützt. Probier es einfach mal eine Zeit lang aus und beobachte das Resultat! Unser Körper nutzt unter anderem auch die Kopfhaut als Entgiftungskanal. Das Haar wird bei starkem Entgiften fettig. Nun dürfen diejenigen, die kaum fettiges Haar bekommen, aber nicht denken, sie seien nicht übersäuert. Denn ein Körper, der stark übersäuert ist und zu wenig Wasser und Basen bekommt, ist gar nicht im Stande richtig zu entgiften - also wird das Haar auch nicht fettig.

Durch die angeregte Durchblutung beim Kopfhaut- / Haarbürsten kann der Körper besser über die Kopfhaut entgiften. Ein weiterer Zweck des Haarbürstens ist es, den Talg ins Haar zu bringen, und zwar bis in die Spitzen, denn dieser schützt das Haar von äußeren Einflüssen und vor dem Austrocknen bzw. Abbrechen.

Apropos Sebastian Kneipp: Wer das „Schneetreten“ und das kalte Abduschen am Morgen nach dem Warmduschen noch nicht kennt oder noch nicht ausprobiert hat, hat was verpasst. Wenn ich am Wochenende mal ausschlafen kann und Schnee vor der Haustüre liegt, gibt es für mich nichts schöneres, als nach dem ersten Mal aufwachen für kurze Zeit barfuß in den Schnee zu stehen und danach wieder unter die warme Bettdecke zu liegen. Kaum zu glauben, was für einen tiefen und erholten Schlaf man danach für zwei bis drei Stunden nochmals hat. Ich mach das den ganzen Winter so, solange Schnee liegt. Kalt abduschen oder in ein kaltes Gewässer baden gehen, tue ich sogar das ganze Jahr über. Da ich in der Schweiz wohne, ist von Schnee und kaltem Wasser meist genug vorhanden. Kaltes Wasser stärkt nicht nur meinen Körper und das Immunsystem, es macht mich auch psychisch widerstandsfähiger und stärker.

Nun mache ich einen Exkurs auf ein ganz heikles und umstrittenes Thema, wobei mir dieses Thema in unserer Gesellschaft gar nicht so als umstritten erscheint, umso mehr möchte ich hier etwas rumstochern.

Sonne und Sonnenschutzmittel

Vorerst lege ich aber eine Pause ein und gehe zum Strand runter (bin gerade im Urlaub), um nach meiner Rückkehr von meinen Feststellungen zu berichten.

So da bin ich wieder. Ich habe massenhaft Leute gesehen, welche sich mit Sonnencreme eingeschmiert haben. Erstaunlicherweise stelle ich fest, dass viele von ihnen trotzdem oder, ich sag es ganz provokativ, gerade deshalb Hautrötungen bzw. –Irritationen hatten. Naja, das müsste eigentlich schon zu denken geben, habe ich im Gegensatz dazu nichts eingecremt und bin weder weiß noch rot, sondern einfach schön braun. Dazu muss ich allerdings noch ergänzen, dass ich seit

Jahren respektive seit meiner Ernährungsumstellung keine Sonnenschutzmittel mehr verwende und mir seither nie mehr einen sogenannten Sonnenbrand eingefangen habe, was aber früher öfters der Fall war. Ebenfalls hatte ich manchmal gereizte juckende Haut und es hat mich damals auch immer wieder mal „geschält“, auch das kommt heute nicht mehr vor. Dies hat aber aus meiner Sicht auch mit der Nicht-mehr-Verwendung von üblichen kosmetischen Produkten sowie mit dem Bürsten der Haut zu tun. Wenn ich mal das Gefühl habe, ich brauche etwas Unterstützung bzw. einen Schutz für meine Haut, dann benutze ich etwas natürlicheres wie Olivenöl oder Kokosfett. Seither fühlt sich die Haut viel wohler und reiner an. Das war früher unter Einfluss der Übersäuerung undenkbar.

Ich bin mir selbstverständlich bewusst, dass es unterschiedliche Hauttypen gibt und längst nicht alle die Sonne gleich gut respektive gleich lange vertragen. Aber es geht hier um eine grundsätzliche Haltung zum Thema Sonne und Sonnenschutzmittel. Da beobachte ich zum Beispiel auch, wie Kinder heute oftmals sehr empfindlich auf die Sonne reagieren, sogar trotz oder wie gesagt gerade wegen der Sonnenschutzmittel. Ich bin davon überzeugt, dass dies früher weniger der Fall war und stelle gleichzeitig fest, welcher Ernährung viele Kinder heute ausgesetzt sind. Im „besten“ Fall noch einer mit viel verarbeiteten Lebensmitteln, viel zu wenig basischer Nahrung, Süßgetränken statt Wasser, viel Süßigkeiten, abwechselnd mit Fastfood und Chips.

Aber ja, die Ernährung soll daran anscheinend nicht Schuld

sein, sondern die liebe Sonne, welche früher nie so stark war und deshalb wurde sie viel besser vertragen. Wie bitte? Die Sonne hat sich verändert und noch besser, sie tut uns nicht mehr gut, bzw. wir sollten zu viel Sonne meiden? Wer hat denn diesen Schwachsinn erfunden. Die Sonne ist so ziemlich das Natürlichste, was es überhaupt gibt und so ziemlich für alles Leben auf diesem Planeten verantwortlich. Und wo in der Natur bzw. der Tierwelt könnte ich eine solche Veränderung überhaupt beobachten? Ozonloch? Schon mal mit eigenen Augen gesehen? Wäre es nicht vielleicht plausibler, zu überlegen, ob sich nicht der Mensch mit seinen Angewohnheiten mehr verändert hat, als die Sonne es in derselben Zeit getan hat? Denn genau das ist tatsächlich der Fall. Dazu folgt eine weitere Feststellung: Wo treten die meisten Hautkrebserkrankungen auf, etwa dort, wo die Sonne am meisten hin scheint, im Gesicht?

Du glaubst mir all das nicht? Hmmm ok, Sonnencreme zu benutzen, ist natürlich die eine Möglichkeit. Denn diese hält tatsächlich UV-Strahlen und weitere „gute“ Eigenschaften der Sonne vom Körper fern und verhindert die Vitamin-D-Bildung. Eine andere Möglichkeit wäre jedoch, das Experiment anzustellen, welches ich an mir selber durchgeführt habe und so im Endeffekt ganz auf die Benutzung dieser mit Giftstoffen versetzten Produkte verzichten konnte, um stattdessen der Haut einen weitaus größeren Gefallen zu machen. Wie das geht? Ganz einfach, sobald der Körper durch die entsprechende Ernährung eine Zeitlang ausreichend basisch ist, kann man den Versuch wagen. Man wird feststellen, dass die Sonne plötzlich wieder erträglicher ist und man sich die volle Ladung Sonnenenergie inklusive Vitamin D verabreichen kann. Dabei sollte jedoch beachtet werden, dass man sich der Sonne regelmäßig und nicht zu lange auf einmal aussetzt. Schlecht ist, sich tagelang nicht in der Sonne aufzuhalten und dann auf einmal mehrere Stunden. Genau das ist vielfach auch der Fehler, den viele Menschen begehen und sich dann trotz Sonnenschutzmittel Verbrennungen einfangen. Der Körper ist selbstverständlich, wie an fast alles, auch an die Sonne zu gewöhnen.

Falls diese Ausführungen absolut unglaubwürdig erscheinen, sage ich ganz einfach, AUSPROBIEREN. Ich bin übrigens mittlerweile längst nicht mehr der einzige, der das so erfahren und „geschafft" hat.

Gerade das Thema der Sonnenschutzmittel, welches sich in unserer Gesellschaft als so etwas Selbstverständliches etabliert hat und in keinster Weise mehr hinterfragt wird, traue ich im Alltag kaum zu kommunizieren. Denn, wenn mich beispielsweise jemand beim Wandern, Skifahren oder am Strand fragt, ob ich mich eingecremt habe oder auch etwas Sonnencreme möchte, sage ich jeweils lieber, danke ich habe mich bereits eingecremt. Eigentlich möchte ich niemanden anlügen, aber in diesem Fall schütze ich mich einfach vor mühsamen und endlosen Diskussionen sowie vor schlimmen Vorwürfen, wie unverantwortlich und gefährlich das denn sei und es bestimmt Hautkrebs gebe. Wenn die Leute jedoch verstehen würden, was Krebs wirklich ist und wie er entsteht, würden sie das vielleicht nicht so sagen. Naja, im Fall der Sonnenschutzmittel werden wir spätestens, wenn ich hundert Jahre alt bin, wissen, welche Folgen meine (Nicht)-Anwendung hatte.

Wer mich nach all dem Gesagten nun für völlig verrückt hält, für den setze ich noch einen drauf. Ich besitze seit Jahren keine Sonnenbrille mehr. Wer schon mal etwas von Lichttherapie gehört hat, versteht mich eventuell, ansonsten könnte es vielleicht schwierig werden. Erstaunlicherweise stelle ich auch da fest, dass die Ernährung und ein guter Gesundheitszustand damit in Zusammenhang stehen, denn früher hätte ich es ohne Sonnenbrille schlichtweg nicht ertragen und Kopfschmerzen bekommen. Das ist heute absolut kein Thema mehr. Wenn es sein muss, kann ich sogar problemlos in die Sonne schauen, was angeblich blind machen soll. Deshalb bitte nicht nachmachen, auch wenn unsere Vorfahren keine Sonnenbrillen hatten und trotzdem nicht erblindeten! Aber wie ihr ja inzwischen mitbekommen habt und das muss an dieser Stelle ehrlicherweise gesagt sein, haben diese gesünder gelebt, deshalb warne ich tatsächlich zur Vorsicht.

Ich bringe noch ein weiteres von vielen Beispielen, welches untermauern dürfte, dass vermutlich nicht alles der Wahrheit entspricht, wie es uns vorgegaukelt wird.

Fluorid, besser bekannt als Fluor

Einigen Lebensmitteln, wie z.B. Speisesalz, Wasser oder Milch werden Fluoride beigemischt, ja tatsächlich, teilweise sogar dem Trinkwasser. Am bekanntesten ist wohl allen, dass in Zahnpasta meistens Fluor enthalten ist. Der Zahnarzt erklärt uns seit Gedenken, dass dies gut zur Prophylaxe von Zahnkaries sein soll.

Ich bin heute längst nicht mehr allein und so dürfte auch der eine oder andere der Meinung sein, dass Fluorid ungesund ist, um (noch) nicht zu sagen ein Giftstoff. Oder anders ausgedrückt, handelt es sich ganz einfach um ein industrielles Abfallprodukt, ein Nebenprodukt bei der Herstellung von Phosphatdüngern, mit welchem Milliardengeschäfte gemacht werden. Und um es noch klarer zu definieren: Fluorid ist ein biologisch nicht abbaubares Umweltgift, das von der amerikanischen Environmental Protection Agency (Amt für Umweltschutz) offiziell als Giftstoff klassifiziert worden ist.[31]

Dr. Dean Burk vom National Cancer Institute sagte dazu: „Fluorid verursacht häufiger und schneller Krebs als jede andere chemische Substanz".[32]

Ich möchte dir außerdem sagen, dass ich seit Jahren eine Fluorid-freie Zahnpasta benutze. Mein Zahnarzt weiß davon allerdings nichts, da ich keine Lust habe, mich mit ihm über dieses Thema zu streiten. Was ich aber sagen kann, ich gehe jährlich zur Dentalhygiene und bekomme jedes Mal zu hören, dass ich sehr schöne und gepflegte Zähne habe und die Zahnsteinbildung von Jahr zu Jahr weniger sei (was aus meiner Sicht auch mit dem Öl-Ziehen und der Ernährung zusammenhängt).

Bei der Erklärung zu Fluorid auf einer bekannten Infor-

---

[31] Burk 2012

[32] ebd.

mationsseite im Internet findet man als Rechtfertigung die Aussage, dass die Stiftung Warentest zu den wichtigen und umstrittenen Fragen Stellung genommen hat….. Sorry aber da hört es bei mir bereits schon wieder auf. Und bevor ich die Antwort dazu lese, behaupte ich, dass diese Seite beauftragt wurde, Fluorid als etwas Gutes hinzustellen. Jaja, ich weiß, viele werfen mir damit gleich wieder vor, dass ich ein gnadenloser Verschwörungstheoretiker sei. Und genau das ist das einfachste und das, was immer getan wird, sobald man nicht der Norm entspricht oder etwas dementiert, von dem alle glauben, dass es unbestritten und klar sei. An dieser Stelle möchte ich jedem empfehlen, sich jeweils über die Quelle der Informationsstellen zu informieren und sich zu überlegen, welche Absichten womöglich dahinterstecken könnten.

Mehr Beweise? Na gut, ich bringe noch einen. In meinem früheren „ungesunden" Leben hatte ich oft ausgetrocknete Lippen. Heute weiß ich, warum das so war und dass es nicht einfach Zufall war. Ich habe damals handelsübliche Lippenpomade benutzt, von welcher ich heute weiß, was alles für (Gift-)Stoffe drin sind. Irgendwann merkte ich plötzlich, dass ich gar nicht mehr davon loskomme, ich war richtiggehend abhängig. Mit der ganzen Ernährungs- und Körperpflegeumstellung habe ich dann versucht, auch die Lippenpomade wegzulassen. Du glaubst vielleicht gar nicht, wie schwierig das ist. Aber je länger das Weglassen andauerte, desto mehr habe ich gemerkt, dass ich immer weniger von dem Zeug benötige und heute brauche ich nie mehr irgendetwas, um meine Lippen zu pflegen. Sie fühlen sich ohne jegliche Produkte sehr angenehm und geschmeidig an und sehen weder trocken noch ungepflegt aus, was aber früher leider der Fall war.

Wenn man erst mal von den ganzen ungesunden Körperpflegeprodukten losgekommen ist, vorausgesetzt man achtet auf eine „richtige“ Ernährung mit ausreichender Wasserzufuhr, wird man feststellen können, wie sich Körper und Haut rein und vor allem echt anfühlen. Die Haut wird es einem tausendmal danken. Zudem spart man damit noch einen Haufen Geld.

Es gibt definitiv genügend Beispiele, welche mir belegen, dass die Ernährung und die Körperpflege(-Produkte) einen massiven Einfluss auf unsere Gesundheit, den Körper und das Wohlbefinden haben, daher möchte ich gerne noch zwei davon ansprechen.

Herpes: Sehr viele Menschen sind mit diesem Virus infiziert, die meisten wissen es jedoch nicht, da sie von keinerlei diesbezüglichen Symptomen geplagt werden. Auch ich bin vom Virus betroffen und war früher fast dauernd mit den Auswirkungen geplagt, denn ich hatte ständig sogenannte Fieberblasen im Mundbereich. Die Heilung war jeweils katastrophal und gefühlt unendlich. Ich habe dazu jeweils so viele Präparate, Salben und Medikamente ausprobiert, vergeblich. Es dauerte lange, bis ich verstanden habe, weshalb das so ist, respektive was die wirkliche Ursache ist. Wenn das Immunsystem geschwächt ist, dies kann u.a. auch stressbedingt sein, können die Symptome ausbrechen. Kein Wunder ist es, dass ich heute so gut wie gar keine Fieberbläschen mehr bekomme, was ich beispielsweise auch der Einnahme von ausreichend Vitamin D zuschreibe. Und falls es in Ausnahmefällen doch einmal der Fall sein sollte, weiß ich ganz genau weshalb und spüre das auch. Dann trage ich an der betroffenen Stelle nach Bedarf etwas Ingwer, Knoblauch, Kokosfett, kolloidales Silber oder Olivenöl auf und die Stelle ist innerhalb kürzester Zeit verheilt, wobei Letzteres für mich sowieso fast ein „Wunder"-Mittel darstellt. Olivenöl, finde ich, ist in den meisten Fällen die beste Wund- und Heilsalbe oder kann als beruhigende Lotion bei Hautirritationen dienen.

Das zweite Beispiel hat zwar mit Körperpflege direkt nicht viel zu tun, trotzdem möchte ich es zum Abschluss noch erwähnen. Früher war ich sehr oft heiser, teilweise bis zum totalen Versagen der Stimme. Dazu kamen auch ständige Halsschmerzen. Auch hier ist es kein Zufall, dass gerade seit dem Zeitpunkt der ganzen Umstellung diese Probleme nie mehr aufgetreten sind, zumindest nicht außerhalb meiner Norm, denn ich muss erwähnen, dass sich meine Stimme von Grund auf ein wenig heiser anhört, aber das ist kein Vergleich zu dem, was ich früher über mich ergehen lassen musste. Ich bin überzeugt, dass mein Körper damals ständig am Limit lief und somit nichts mehr kompensieren konnte, womit auch solche Symptome die logische Folge waren. Sicherlich habe ich der Problematik jeweils noch den restlichen „Dienst erwiesen", in dem ich verzweifelt versucht habe, ihr mit teilweise aggressiven Arzneimitteln entgegenzuwirken.

Was denkst du nun, konnte ich hier etwas Licht ins Dunkle bringen, bevor wir zum nächsten Kapitel übergehen?

KAP 10 Bewegung und Sport

Beim Thema Sport habe ich es in diesem Buch wohl etwas einfacher als bei der Körperpflege. Denn im Gegensatz zu dieser umstrittenen Sache ist so gut wie jedem bekannt, dass Sport für die Menschen gesund sein soll. Dagegen hat auch meine Wenigkeit grundsätzlich nichts einzuwenden und daher erlaube ich mir, mich mit diesem Kapitel verhältnismäßig kurzzuhalten. Ich möchte das Rad hier auch nicht neu erfinden, jedoch kann man es zwischendurch ruhig wieder einmal etwas auswuchten.

Ich rate jedem und das ist mit Sicherheit kein Geheimnis, sich täglich für ein paar Minuten oder Stunden an der frischen Luft aufzuhalten und zu bewegen. Wer dies nicht bereits tut, sollte es unbedingt mal versuchen. Der Mensch ist schließlich dafür geschaffen, sich zu bewegen.

Sport hat auf uns in vielerlei Hinsicht positive Auswirkungen. Nennen wir es nachfolgend jedoch nicht mehr „Sport“ sondern besser „Bewegung". Denn viele verstehen unter Sport nur die sich unter extremer Belastung quälenden Aktivitäten. Und das muss längst nicht immer so sein.

Viele Leute konzentrieren sich auf die eine spezifische Sportart wie z.B. Fußball oder Klettern. Einerseits weil ihnen diese besonders gut gefällt und sie somit der gewählten Tätigkeit mit voller Leidenschaft nachgehen können, andererseits weil sie in der jeweiligen Sportart die bestmöglichen Erfolge verbuchen möchten und sich somit ganz bewusst nur auf diesen einen Sport fokussieren. Ich finde das ganz gut und empfehle grundsätzlich jedem, das zu tun, was am meisten Freude bereitet. Im Sinne einer ganzheitlichen Fitness kann es aber förderlich sein, sich nicht nur auf eine Sportart allein zu konzentrieren.

Ich bin ein Verfechter von Sportaktivitäten, welche man nur deshalb ausübt, weil man sich damit ausschließlich der eigenen Gesundheit was Gutes tun möchte, sich dazu jedoch fast jedes Mal zwingen muss, was nun aber nicht als Ausrede für jene dienen soll, die sich für keinerlei Arten von Sport motivieren können.

Mir fallen dazu all jene Menschen ein, welche sich ständig fürs Fitnesscenter aufraffen, eigentlich aber lieber Zuhause auf dem Sofa die Beine hochlagern und sich von der Arbeit erholen würden. Das könnte sich durchaus ändern, würden sie sich für Sportarten entscheiden, die ihnen Spaß machen.

In meinem Fall habe ich mich für mehrere Sportarten und ausschließlich für jene entschieden, die mir auch ambitionslos Freude bereiten. Natürlich hat das bei mir auch damit zu tun, dass ich auf Grund meiner Gesundheit, wie eben erwähnt, keinerlei Ambitionen habe, zumindest nicht, was Leistungssport betrifft. Zwar spiele ich auch gerne Schach oder Karten, was angeblich auch Sportarten sind und bei denen ich vielleicht trotz meines körperlichen Handicaps Chancen haben könnte, um jedoch damit professionell erfolgreich zu sein, ist mir der Aufwand dann doch definitiv zu groß. 😀

So habe ich mich für Sportarten entschieden wie Tennis, Golf, Biken, Eishockey, Skifahren, Wandern, Orientierungslauf, Yoga und Krafttraining, wobei Letzteres auch bei mir mitunter Mittel zum Zweck ist. Trotzdem macht es mir insofern Spaß, weil ich merke, wie es meinem Körper hilft und mein Äußeres damit in Form bleibt. Beim Sport kann ich durchaus auch an meine körperlichen Grenzen gehen, was sich sehr positiv auf meine körperliche und psychische Fitness sowie meine Lungenfunktion auswirkt.

Auch wenn ich kein Muskelprotz bin, im Gegenteil, aber hey, immerhin habe ich mit 40 Jahren immer noch ein Sixpack und die wenigen Muskeln, die ich habe, sind schön definiert und halten meinen Körper bei Kräften. So, genug Eigenlob.

Mit all diesen Sportarten finde ich die für mich nötige Abwechslung und kann jederzeit das tun, wozu ich gerade Lust habe. Vor drei Jahren habe ich mir ein E-Mountainbike angeschafft. Das war ein absoluter Volltreffer. Ich habe mich beinahe den ganzen Sommer auf meinem neuen Sportgerät aufgehalten, oh ja die Suchtgefahr ist definitiv hoch. Es ist einfach herrlich, sich an für mich früher unerreichbare Plätze bewegen zu können, zumal man da auch mal ganz allein die unbeschreiblich schöne Natur genießen kann, in Wäldern, auf Bergen und an Seen, einfach nur traumhaft. Und der schöne Nebeneffekt, außer dass dies alles der Seele guttut, ist, dass man damit neben dem körperlichen Wohlbefinden auch die Fitness stärkt und dies sorgt für ein gutes Immunsystem. Natürlich hätte ich das jetzt auch bei all den anderen Sportarten erwähnen können, aber gerade beim E-Bike finde ich speziell, dass es einem damit leichter fällt und deshalb umso mehr Freude bereitet, weil einem jederzeit die nötige

Unterstützung zur Verfügung steht. Gerade für Menschen mit eingeschränkter körperlicher Funktion, welche sich auf Grund dessen nicht mehr für Bewegung motivieren können und so in eine Art Abwärtsspirale geraten, finde ich eine solche Lösung einfach perfekt. Und ich beobachte dabei immer mehr auch ältere Menschen, die auf Grund der Erfindung des E-Bikes wieder begonnen haben, raus an die frische Luft zu gehen und sich zu bewegen. Nach meiner anfänglichen Skepsis zu motorisierten Fahrrädern kann ich das heute einfach wirklich jedem empfehlen.

Wie gesagt, was Sport für Auswirkungen auf unsere Gesundheit und auch auf die Psyche hat, darüber müssen wir in diesem Buch nicht im Detail reden. Ich wollte es hier lediglich wieder einmal in Erinnerung rufen und mit meinem Beispiel Leute motivieren, die sich in der Vergangenheit, aus welchen Gründen auch immer, nicht mehr so dafür aufraffen konnten. Bewegung, und sei es nur sich in der Natur aufzuhalten, ist die beste Medizin, hört man immer wieder und ich glaube, nein ich weiß es inzwischen, da ist was dran. Bewegung gleicht unsere Emotionen aus und harmonisiert den Hormonhaushalt.

In diesem Sinne: Beweg dich, geh raus an die frische Luft und wenn es nur 20 Minuten täglich mit dem Hund Gassi gehen ist, lauf mehr barfuß, genieße Mutter Natur wieder einmal ganz bewusst, ohne Kopfhörer und Musik, beobachte Pflanzen und Tiere, sie wirken Wunder auf uns Menschen!

Das ist, finde ich, gerade eine passende Überleitung zum nächsten Kapitel.

KAP 11 Die innere Balance

Ich habe mich vor ein paar Jahren allein auf den Jakobsweg begeben, um in gewissen Dingen klarer zu werden 😉, eine sehr schöne Erfahrung, die ich nur weiterempfehlen kann. Das ist nur eine von vielen Möglichkeiten, sich bezüglich der inneren Balance zu entwickeln. Auf weitere Möglichkeiten komme ich nachfolgend gerne zu sprechen.

Wenn ich unsere heutige Gesellschaft genauer betrachte, wird mir einiges klar und ich merke, was auch für meine Gesundheit nicht sehr förderlich ist / war: Druck und Stress. Unter diesem Alltagslaster fühlt sich meine Lunge oft verkrampft an, macht mir das Atmen schwerer, der Schleim setzt sich mehr fest und ich muss öfter husten. So beschließe ich, vor allem eines in mein Leben einzubringen: ENTSCHLEUNIGUNG. Oder in ein paar schönere Worte verpackt: Nicht höher, schneller, weiter – sondern langsamer, bewusster, menschlicher![33]

Hand aufs Herz: Wie viele haben einen Job, den sie lieben und der eine Bereicherung für sie selbst, die Menschen und unseren Planeten darstellt? Wie viele wissen, wofür sie genau arbeiten und wer mit dem Profit was genau anstellt? Wer steht am Morgen auf und freut sich, zu arbeiten? Wer geht abends ins Bett, ist erfüllt und glücklich, im Wissen, dass man heute einen Unterschied auf dieser Erde gemacht hat? Ich erinnere dabei auch auf meine Ausführungen in Kapitel

[33] Alte Volksweisheit

6 zum Schulsystem. Fängt es vielleicht da schon an? Denk einfach mal darüber nach!

Etwas anderes, was mir auffällt und so typisch in unsere heutige Gesellschaftsform passt, ist für mich das Verhalten mit dem Smartphone, wie es die meisten heute oft tun. Überall und ständig sind wir mit unserem Handy beschäftigt, abgelenkt und merken dabei gar nicht, wie viel Zeit damit (aus meiner Sicht unnötig) verloren geht. Zeit, die für so viel schöne und menschlicheren Dinge im Leben bewusst genutzt werden könnte. Damit du mich richtig verstehst: Ich bin sicher nicht der Typ, der sagt, früher wäre alles besser gewesen, im Gegenteil. Ich sehe natürlich, mal abgesehen von den „nachweislich“ schädlichen Strahlen, auch die Vorteile, welche das Handy und die ganzen technischen Fortschritte mit sich bringen, aber gerade beim vielen SMS Schreiben und Surfen auf den Social-Media-Plattformen - mal ganz ehrlich, wie viel ist davon wirklich wichtig und nötig. Oder ein anderes Phänomen als Beispiel, zu welchem ich unser Verhalten heute in Frage stelle; wir schauen lieber auf dem Smartphone nach, wie das Wetter gerade ist, als dass wir erst mal nach draußen schauen würden. So nun aber zurück zum eigentlichen Thema.

Im Gegensatz zum Sport oder eben der Bewegung sind für uns auch Dinge wichtig, gerade in der heutigen schnelllebigen Zeit, die der Entspannung und der Erholung unseres Körpers sowie unseres Geistes dienen. Denn damit können Körper, Geist und Seele, sprich unser wahres Selbst und Ganzes, sich ausruhen und wachsen. Dazu gehören nicht nur ein regelmäßiger und tiefer Schlaf, sondern auch Aktivitäten wie Entspannungs-, Beweglichkeits- und Dehnübungen oder Meditation sowie eine korrekte Atemtechnik.

Das wichtigste dabei ist für mich aber, spirituell zu sein und zwar nicht auf eine Art, wie es in unserer Gesellschaft oft und aus meiner Sicht falsch dargestellt wird, sondern ganz einfach bei sich selbst zu sein, denn das dürfte das Spirituellste sein, was es überhaupt gibt. Viele Menschen suchen so sehr nach dem Sinn des Lebens, dass sie vor lauter Suchen vergessen, sinnvoll zu leben. Dein Leben findet in jedem Augenblick statt. So viel Zeit des Lebens wird übersehen, überrollt, überdeckt. Bitte hör auf, Dinge als Erledigung, als Vorbereitung, als Arbeit oder als Freizeit einzustufen! Deine Freizeit ist in jedem Augenblick - dein Leben ist in jedem Augenblick. Finde das Leben in allen Dingen, die du tust! Durch enorme Planung, Durchstrukturiertheit und „Arbeit" wird alles stark in die Schublade des Müssens platziert. So geht während diesen Tätigkeiten das Leben bzw. das Bewusst-Sein verloren. Sieh dein Leben als Ganzes! Jeder Gang, den du tust, ist Bestand- teil deines Lebens - deshalb lebe alle „Details"! Sei es Arbeit, Einkauf, putzen, packen für Ferien, sei es dein Arbeitsweg - du lebst auch in diesen Zeiten als lebendiges Wesen - bitte mach dir das bewusst! Bewusstsein im Tun bereichert.
Man würde meinen, dies alles sei selbstverständlich und an einigen Orten auf unserer Erde bzw. bei gewissen Völkern ist es das auch, leider jedoch nicht bei uns im modernen Westen. Ich beobachte dabei Folgendes:

Erstens; nirgendwo auf der Welt gibt es heute so viel

Menschen mit gesundheitlichen Beschwerden wie bei uns in der westlich industrialisierten Zivilisation und das, obwohl wir die vermeintlich beste Medizin aller Zeiten haben. Ich lasse dazu zwar das Argument halbwegs gelten, dass die Menschen heute im Durchschnitt älter werden, jedoch beobachte ich auch, wie und mit welchen Krankheiten sie älter werden. Wobei…… weshalb sage ich nur halbwegs? Und jetzt halte dich fest, ich erlaube mir einen Exkurs zu einem Artikel von René Gräber, auch wenn dieser zumindest vom Inhalt her noch fast besser zu Kapitel 7 gepasst hätte! Ich habe ihn übrigens etwas gekürzt, bzw. zusammengefasst:

Eine neue Studie vom Februar 2017, durchgeführt von der WHO und der Abteilung für Epidemiologie und Biostatistik des Imperial College London, kommt zu ermutigenden Ergebnissen. Dieser statistischen Erhebung nach soll die Lebenserwartung in den industrialisierten Ländern dieser Welt deutlich zunehmen. Im Jahr 2030 soll es Länder geben, bei denen die Lebenserwartung für Frauen die 90 Jahre und mehr erreicht. Die Autoren jubeln, dass die von ihnen durchgeführten Projektionen einen fortschreitenden Trend bei der Steigerung der Lebenserwartung zeigen.

Da ist es kein Wunder, wenn die Pharmaindustrie offiziell noch lauter jubelt. Im Jahr 2008 verstieg sich der Verband der Pharmaindustrie zu den umwerfenden Aussagen, dass die Lebenserwartung der Deutschen bis 2050 um mindestens 6 Jahre steigt. Warum? „Dank moderner Medikamente"!

Das evidenzbasierte böse Erwachen
Nachdem wir also immer älter werden und dies der

Schulmedizin und Pharmaindustrie zu verdanken haben, gibt es ein böses Erwachen, über das sich die beiden Liebenden herzlich ausschweigen: Die evidenzbasierte Realität spricht eine andere Sprache. Schon im Jahr 2000 gab es eindeutige Tendenzen in Russland, dass hier die Lebenserwartung rückläufig war. Dieser Trend war so ausgeprägt, dass die Bevölkerung in dem Zeitraum von 1991-2000 von 150 Millionen auf 145 Millionen zurück ging (Sinkende Lebenserwartung, Selbstmord und wenig Nachwuchs - die Lehrer unterrichten ein Kind pro Klasse). Selbstmorde, Unfalltote, Herzinfarkte, Schlaganfälle und Diabetes werden für diesen Trend verantwortlich gemacht. Die durchschnittliche Lebenserwartung zu diesem Zeitpunkt ging von 66 auf 60 Jahre zurück.

Aber Russland, das ist weit weg. Sieht es denn in anderen Ländern nicht viel besser aus?

„Journal 21", ein Schweizer Online-Journal berichtete 2016 von einer sinkenden Lebenserwartung in Italien. Wir erfahren hier, dass es zwar die gesunde mediterrane Küche gibt, aber auch, dass über 46 Prozent italienischen Frauen und Männer übergewichtig oder sogar fettleibig sind (36,2 Prozent Übergewicht und 10,2 Prozent Adipositas). Das Journal beschreibt, dass „zum ersten Mal, seit es seriöse Statistiken gibt, die Lebenserwartung der Italienerinnen und Italiener sinkt."

In Zahlen heißt das: 2015 betrug die Lebenserwartung einer italienischen Frau 84,7 Jahre, was 0,3 Jahre weniger war als im Vorjahr. Bei den Männern lag der Durchschnitt bei 80,1 Jahren und 0,2 Jahre weniger als im Vorjahr.

Auch hier beeilt man sich, den „medizinischen, chirurgischen und pharmazeutischen Fortschritten" zu danken, da sie angeblich die Lebenserwartung in Italien nach dem Krieg alle 4 Jahre um 12 Monate hat steigen lassen. Ich dagegen würde in meiner Naivität das Ende des Krieges und das damit verbundene Ende der Abschlachtung von Menschen mit dem lebensverlängernden Effekt in Verbindung bringen. Die sich daran anschließenden Hungerjahre forderten dann weiterhin ihren Tribut an Menschenleben. Mit Verbesserung der Lebensverhältnisse und der Abschaffung des Hungers könnte ich mir vorstellen, dass dies ebenfalls zu einer Erhöhung der Lebenserwartung unter den gegebenen Umständen beigetragen hat. Ob es sich hier wirklich um eine Erhöhung der Lebenserwartung handelt, das wage ich auch zu bezweifeln. Denn Tod durch Krieg und Hunger sind in diesem Fall von Menschen verursachte Ereignisse, die die natürliche Lebenserwartung signifikant verkürzt. Was hier also besprochen wird, ist nicht die natürliche Lebenserwartung, sondern die verkürzte Lebenserwartung unter extremen Bedingungen. Da ist es fraglich, dass ausgerechnet Medizin und Pharmaindustrie einen positiven Beitrag haben bringen können, wenn wir einmal von der Notfallmedizin absehen, die es aber in der Regel ebenfalls nur mit Ausnahmesituationen zu tun hat.

Was wir heute in Italien sehen, vollzieht sich ohne Krieg oder Hunger. Da wir auch nicht davon ausgehen können, dass

„Medizin, Chirurgie und Pharmaindustrie" in Italien abgeschafft sind und damit eine mögliche Erklärung für diesen negativen Trend geben könnten, müssen die Ursachen ganz woanders zu suchen sein. Aus diesem Szenario wird schon deutlich, dass Schulmedizin und Pharmaindustrie auch vor 70 Jahren und danach wenig mit der Verbesserung der künstlich gekürzten Lebenserwartung zu tun hatten.

Das „Journal 21" sieht die Ursache in einem ungesunden Lebenswandel. Ein Professor von der Universität Rom bezeichnet das gegenwärtige Ernährungsverhalten als ein „stilles Massaker". Er sagt: „Wir essen zu viel, wir sitzen zu viel, wir bewegen uns zu wenig, wir trinken zu viel Alkohol und rauchen zu viel." Und die Prognose bis zum Jahr 2030 besagt, dass 75 Prozent aller Italiener übergewichtig oder fettleibig werden. Der Beitrag endet mit dem Satz: „Ein schwacher Trost bleibt: In manch andern Ländern zeichnet sich ein ähnlicher Trend ab."

Ein Beitrag von Dr. Mercola vom Dezember 2016 zeigt uns, dass die USA zu einem dieser „anderen Ländern" zu gehören scheinen. Wir erfahren weiter, dass zum ersten Mal nach zwei Jahrzehnten die Lebenserwartung in den USA einen Negativtrend vorweist. Übergewicht und Adipositas scheinen hier die Hauptrolle zu spielen. Aber auch Herzerkrankungen, Schlaganfälle, Diabetes und Demenz haben signifikant zwischen 2014 und 2015 zugenommen, nämlich um 15,7 Prozent. Was für Italien gilt, gilt auch für die USA: Schulmedizin und Pharmaindustrie sind auch hier nicht über Nacht verschwunden. Aber dennoch gibt es diesen

Trend, den es nicht geben dürfte, wäre das Märchen von der Effektivität der Schulmedizin Wirklichkeit.

Die offiziellen Statistiken vom Nationalen Institut für Statistik besagen, dass die Lebenserwartung für Männer und Frauen in den USA zwischen 2014 und 2015 von 76,5 auf 76,3 Jahre für Männer und von 81,3 auf 81,2 Jahre für Frauen gefallen ist. Die Tendenz ist die Gleiche wie in Italien, nur dass die Italiener im Vergleich zu den Amerikanern eine grundsätzlich höhere Lebenserwartung haben. Vielleicht lässt sich dies mit der mediterranen Küche in Italien erklären, keinesfalls aber mit Schulmedizin und Pharmaindustrie, die in beiden Ländern zu Hause ist.

Dr. Mercola zitiert einen Professor von der Columbia Universität, dass die Abnahme der Lebenserwartung ein rein amerikanisches Phänomen sei, und dass kein anderes entwickeltes Land diesen Trend zeigt. Wie wir gesehen haben, scheint dies nicht ganz zu stimmen. Vielmehr sieht es so aus, dass in all den Ländern, wo Schulmedizin und Pharmaindustrie präsent sind, ein Negativtrend entweder schon eingesetzt hat oder aber dabei ist, einzusetzen. Denn die Problematik im gesundheitlichen Bereich, die von den beiden Beiträgen für die USA und Italien aufgezählt worden waren, sind praktisch identisch. Damit kann man bis zu einem gewissen Grad vermuten, dass in all den Ländern, in denen ähnliche gesundheitliche Probleme herrschen, dieser Trend früher oder später auch einsetzen wird.

Es ist bezeichnend, dass das „Ärzteblatt" schon im Jahr 2008 einen ähnlichen Beitrag veröffentlicht hatte, der eine sinkende Lebenserwartung im Süden der USA beschrieb: Sinkende Lebenserwartung im Süden der USA. Wie es aussieht, hat sich das, was sich vor fast 10 Jahren abgezeichnet hatte, heute auf die gesamte USA ausgeweitet. Dass die USA gerne eine Vorreiterrolle spielen, das ist bekannt. Aber im Fall der sinkenden Lebenserwartung sehe ich die Vorreiterrolle bestenfalls darin, dass dieser Trend in den Staaten mit als erstes erkannt und beschrieben worden ist.

Die „Zeit" analysierte ebenfalls im Jahr 2015 die sinkende Lebenserwartung bei weißen Amerikanern: Das weiße Sterben. Hier sagen die Zahlen, dass die Sterberate der 45- bis 54-jährigen weißen Amerikaner seit 1999 jährlich um ein halbes Prozent gestiegen und die Lebenserwartung zurückgegangen ist. Als Grund hierfür wird ein anderes Phänomen angegeben: Alkoholismus, Selbstmord, Drogenkonsum und Tablettenabhängigkeit. Hier scheinen psychosoziale Faktoren den Ausschlag zu geben für ein selbstzerstörerisches Verhalten, wie zum Beispiel Stress in allen Bereichen des Lebens. Die „Welt" dazu: „Die Autoren selbst deuten an, Verbindungen zu fehlender Erfüllung im Job, wirtschaftlicher Unsicherheit, immer schwächeren sozialen Netzen und wegbrechenden Traditionen seien 'möglich'". So interessant diese Aussagen sind, lässt dieser Beitrag dennoch bei mir die Frage auftauchen, wie es mit der schwarzen Bevölkerung aussieht und warum das Augenmerk dieses Beitrags auf der weißen Bevölkerung liegt? Es gibt zwar die Aussage, dass die Sterblichkeit unter Hispanics und Afroamerikanern um 1,8 bis

2,6 Prozent pro Jahr sinkt, „wenn auch auf einem höheren Niveau". Diese Aussage widerspricht jedoch den von Dr. Mercola ausgeführten Erklärungen von einer allgemeinen Abnahme der Lebenserwartung in den Staaten.

Fazit
Die ersten Anzeichen einer globalen Gesundheitskrise sind bereits erkennbar. Grund hierfür scheinen Erkrankungen zu sein, die im Gegensatz zu früher einen chronischen Charakter haben, also Herz-Kreislauf-Erkrankungen, metabolisches Syndrom, Diabetes, Krebserkrankungen, Demenz etc. Diese Erkrankungen sind weltweit auf dem Vormarsch, obwohl die Schulmedizin immer wieder von gewissen „Durchbrüchen" redet. Dieses Szenario legt die Vermutung nahe, dass der Beitrag der Schulmedizin und Pharmaindustrie darin liegt, diese Erkrankungen durch eine symptomatische Therapie zu „verstecken" und damit der Menschheit zu erhalten. Jedenfalls lässt die sonst von der Schulmedizin so geschätzte Statistik keine anderen Interpretationsmöglichkeiten zu, denn die Statistik „beweist", dass es einen Zusammenhang zwischen Schulmedizin und höherem Aufkommen chronischer Erkrankungen gibt; und jetzt möglicherweise auch noch einen Rückgang der Lebenserwartung.[34]

So, ich hoffe, das sollte vorerst ausreichen, damit die uns bisher glaubhaft gemachten Fakten auch mal von einer anderen Seite her betrachtet werden können. ☺

Ein kleiner Spruch von Dalai Lama noch zur „Auflocke-

[34] Vgl. Gräber 2019

rung“, bevor ich auf den zweiten Punkt meiner Beobachtung über das Verhalten der Gesellschaft im modernen Westen eingehe.

„Der Mensch: Er opfert seine Gesundheit, um Geld zu verdienen. Dann opfert er sein Geld, um seine Gesundheit zurückzubekommen. Er ist so auf die Zukunft fixiert, dass er die Gegenwart nicht genießen kann. Das Ergebnis ist, dass er weder die Zukunft noch die Gegenwart lebt. Er lebt so, als würde er niemals sterben und er stirbt so, als hätte er niemals gelebt.“

Zweitens; In unserem stressigen Alltag sind wir praktisch rund um die Uhr abgelenkt und müssen uns nicht mehr mit uns selbst befassen oder auseinandersetzen. Als wäre das nicht schon genug, wird jede freie Minute, die einem dabei noch bleibt, damit verbracht, sich mit irgendwelchen Medien oder Unterhaltungsprogrammen abzulenken, respektive „unterhalten“ zu lassen. Bloß nicht mal einen Moment nichts tun und sich mit sich selbst beschäftigen. Kaum zu glauben, aber die meisten wären damit in unserer heutigen Zeit bereits maßlos überfordert.

Dabei vergisst man oft oder die meisten glauben einfach nicht mehr daran, was wir mit unserem Geist und der Gedankenkraft alles bewirken könnten.

Alles fängt bereits im Kopf an, ein ganz kleines Beispiel dazu. Früher hatte ich, wenn ich allein schon einen klimatisierten Raum oder ein klimatisiertes Fahrzeug betreten habe, Angst, erkältet zu werden und so kam es dann meistens auch. Heute kann mir so etwas nichts mehr antun, denn ich weiß genau, dass ich durch meinen „gesunden“ Körper und meiner Immunabwehr problemlos gegen solche Faktoren geschützt bin.

Ein anderes und in diesem Zusammenhang immer wieder gehörtes Schlagwort: Positives Denken.

Die Menschen verbringen heute sehr viel Zeit damit, sich mit negativen Gedanken zu beschäftigen. Das ist weiter nicht verwunderlich, wird uns doch über die ganzen Nachrichtenkanäle genau das vorgelebt.

Da wäre es bestimmt sinnvoll, sich wieder mehr den positiven Gedanken zuzuwenden. Aber Vorsicht, dies kann auch kontraproduktiv sein, nämlich dann, wenn man positives Denken falsch anwendet. Was heißt falsch, respektive weshalb sehe ich das so?

In meinem Fall mache ich Folgendes, um nicht in diese „Falle“ zu tappen. Ich lenke meine Gedanken auf alles Positive, was ich habe und was ich bin und nicht auf das, was ich nicht habe oder (noch) nicht bin. Ich sage mir nicht, dass ich Millionär oder Spitzensportler bin und schon gar nicht wünsche ich mir so etwas, denn meine innere Stimme würde mich jedes Mal dabei ertappen, dass dies eine Lüge ist. Lieber konzentriere ich mich darauf, was ich bereits habe und womit ich zufrieden bin; ich kann sehen, ich kann hören, ich kann gehen, ich kann atmen, ich bin schmerzfrei, ich kann mein Essen bezahlen und bin satt, ich habe ein Auto, ich habe ein Dach über dem Kopf, ich bin sportlich, usw., usw.

oder ich bin einfach glücklich, dies alles zu sein und zu haben, es gibt tausend solcher positiven Dinge.

Und plötzlich wechseln die meist negativen in fast ausschließlich positive Gedanken. Was bringt das, fragst du dich jetzt vielleicht? Wenn ich es hier schreibe, glaubt mir das vermutlich kaum jemand und ich bin ganz ehrlich, ich finde, das ist sehr schwierig, dies zu erklären. Deshalb und umso mehr versuch es bitte für dich selbst aus und zwar über eine längere Zeit. Du wirst mit Garantie erstaunt sein, was sich damit alles verändern lässt und welche Selbstheilungskräfte damit freigesetzt werden können. Und was im Übrigen die Spontanheilung betrifft, habe ich mich ja schon in Kapitel 6 dazu geäußert (Zusammenhänge von Körper, Geist und Seele).

Nun möchte ich dir gerne noch eine kleine Denkaufgabe mitgeben, welche ich nach der Idee von Pascal Voggenhuber ausführe. Was denkst du, warum Menschen lästern, respektive weshalb reden wir negativ über andere? Ist es nicht oftmals die Folge des eigenen verletzten Stolzes und / oder eines geringen Selbstwertgefühls? Indem man über andere schlecht redet, möchte man sich selbst besser hinstellen und sich dadurch besser fühlen. Man will sein gekränktes Ego dadurch wieder stärken. Aber im Endeffekt steht man damit nicht besser da und so nehmen einen plötzlich auch die Mitmenschen als unsympathisch wahr, dass man am Ende selbst zum „Außenseiter“ wird. Wenn man über andere lästert, konzentriert sich die eigene Energie nur auf das Negative mit dem Resultat, dass man selber immer mehr Negatives in sein

Leben ruft. Deshalb sollten wir aufhören zu lästern, denn damit schaden wir uns nur selber und die Person, über die wir negativ sprechen, spürt das sogar auf der unbewussten Ebene. Falls du wieder einmal in diese Falle tappst, über andere schlecht reden zu wollen oder Dinge von anderen schlecht zu machen, werde dir bewusst, dass wir dies vermutlich nur deshalb tun, weil wir uns selber nicht lieben und ein verletztes Ego haben.[35]

Wir sollten nicht mit dem Finger auf andere zeigen, denn wir „kennen" unser Gegenüber meist nicht und sind somit nicht in der Lage bzw. im Recht über dessen Meinung und Tun zu urteilen. Jeder trägt einen eigenen Rucksack aus Wissen, Erfahrungen, Ängsten, Glauben, usw.

Ich glaube, mit diesem Denken und Handeln hätten wir bedeutend mehr Frieden, Ehrlichkeit, Mitgefühl und Liebe auf unserer Erde.

Falls du dich nun ertappt fühlst, dann finde ich das überhaupt nicht schlimm und es ging mir damals genauso. Wie heißt es so schön, Erkenntnis ist der erste Schritt zur Besserung.

Ein weiteres und aus meiner Sicht ganz wichtiges Thema ist unsere Atmung. Und das hat jetzt nur indirekt mit meiner Krankheit zu tun, denn es geht um ein heute „normal" gewordenes gesellschaftliches Muster, bei welchem ich feststelle, dass falsches und schlechtes Atmen auch mit ein Auslöser für Beschwerden sein kann.

---

[35] Vgl. Voggenhuber 2017

Die Menschen sind mit der Zeit fast ausnahmslos alle zu sogenannten Flachatmern geworden. Das, obwohl wir alle wissen, dass wenn man unter Druck oder Stress ist, sich wegen irgendwas aufregt oder nervös ist, es hilfreich sein kann, einfach mal tief durchzuatmen. Und genau diese Atmung wäre eigentlich bei uns Menschen „normal". Ich weiß, das ist jetzt etwas überspitzt ausgedrückt. Aber mal ganz ehrlich, wozu haben wir eine Lunge mit durchschnittlich 5 Litern Volumen erhalten, wenn wir davon lediglich einen Bruchteil beanspruchen? Klar, man kann jetzt behaupten, dass diese Kapazität für den Bedarfsfall wie beim Sport zur Verfügung steht, was sicher auch stimmt. Aber trotzdem bin ich der festen Überzeugung und das hat der Mensch im heutigen Alltag verlernt, dass eine tiefe und ruhige Atmung für uns sehr wichtig ist, bzw. viele positive Auswirkungen sowohl für unseren Körper wie auch unseren Geist und das ganze Nervensystem hat.

So rate ich auch dir, dich wieder vermehrt einer bewussten Atmung zuzuwenden und zu beobachten, was es alles mit dir und deinem Körper anstellt. Man kann mit leichten Atem- und Entspannungsübungen beginnen, bis diese automatisch und selbstverständlich wie von allein im Alltag erfolgen. Man kann sich auch einfach nur mal beim Spazierengehen auf eine bewusste Atmung konzentrieren oder wenn man Zuhause vor dem TV auf dem Sofa liegt, ja sogar beim Duschen oder Essen und am allerbesten vor dem Einschlafen. Wer dazu gerne entspannende Musik hören möchte, ich hätte da noch einen kleinen Tipp: Auf Youtube nach 432-Hertz

Musik suchen. Diese Musik gibt entspannende Impulse an dein Gehirn ab und ist sehr schöne Musik, um zu meditieren.

Bei den angesprochenen Übungen scheint mir wichtig, dass der tiefen und vollständigen Ausatmung besondere Beachtung geschenkt wird. Du wirst staunen, was allein schon 5 Minuten bewusstes Atmen täglich bewirken kann, geschweige denn, wenn dies mit der Zeit verlängert wird und plötzlich wie von allein funktioniert.

Für Menschen, die Musik- bzw. Blasinstrumente spielen, habe ich gute Nachrichten. Denn dabei achtet man besonders auf die Atemtechnik, was unbewusst sogar der Entspannung dient. Ich selbst spiele Alphorn, ein Schweizer Traditionsinstrument. Das ist fantastisch, gut für meine Lungenfunktion und sehr entspannend für Körper und Geist.

Zur inneren Balance gehört für mich auch das soziale Umfeld, was oftmals unterschätzt oder vernachlässigt wird. Das Pflegen eines guten sozialen Umfeldes, ist in meinen Augen überaus wichtig und von entscheidender Bedeutung, wenn es um unsere Gesundheit geht. Was heißt das im Detail? „Leider" gehört dazu auch, sich von Menschen zu entfernen, welche einem nicht gut tun, solche, die einen nur müde oder vielleicht sogar ohnmächtig machen, wenn man sich in ihrer Nähe aufgehalten oder mit ihnen kommuniziert hat, halt eben Menschen, die einen sozusagen runterziehen. Am besten sollte man dies konsequent tun, auch wenn dieser Schritt oft nicht einfach ist und im ersten Moment sehr schmerzen kann. Verbringe viel Zeit mit lieben Menschen, bei denen dein Herz dich spüren lässt, dass sie gut für dein Gemüt sind. Menschen, welche die gleichen Interessen haben und „dieselbe Sprache“ sprechen, mit solchen, die dich inspirieren und von denen du auch lernen kannst.

Ich persönlich verbringe auch gerne viel Zeit mit mir alleine und finde das genauso wichtig und spirituell. Dazu nehme ich mir ganz bewusst Momente heraus, in denen ich allein für mich etwas unternehmen kann oder eben auch einfach mal gar nichts tue.

Wie wichtig das menschliche Miteinander sein kann, zeigt mir auch meine Partnerin. Ohne sie wäre ich längst nicht das, was ich heute bin, und damit meine ich natürlich hauptsächlich die für mich positiven Aspekte. An dieser Stelle möchte ich mich gerne einmal aus tiefem Herzen bedanken, dass sie an meiner Seite ist und mich in allen Lebenslagen stützt. Besonders dankbar bin ich dafür, dass meine Partnerin mich bedingungslos liebt und bewusst so nimmt und behandelt wie ein „gesunder“ Mensch. Damit meine ich, ohne Mitleid und ohne Kompromisse. Was deswegen noch lange nicht bedeutet, kein Mitgefühl zu haben. Zwar möchte ich nicht mehr ohne meine Partnerin sein, aber die beste Grundlage für eine glückliche Beziehung ist, lerne allein glücklich zu sein, denn dann ist der Partner eine Wahl und keine Notwendigkeit.

Zum Schluss dieses Buches habe ich mir ganz bewusst ein für mich wunderschönes Thema aufgespart, und zwar deshalb, weil ich der festen Überzeugung bin, dass wir das, was wir sind, damit am meisten beeinflussen könn(t)en. Dies umso mehr, da ich selbst erfahren durfte, was mit dieser Eigenschaft alles bewirkt werden kann.

Ich habe in diesem Buch einmal den Begriff Placebo-Effekt erwähnt und auch, dass ich diesen genial finde, obwohl der Placebo-Effekt in unserer Gesellschaft meistens als etwas Negatives dargestellt wird. Was der Placebo-Effekt ist, muss ich bestimmt nicht mehr erklären. Nun möchte ich dem aber lieber die sogenannte „Kopfsache" sagen oder wie es viele auch nennen, die Gedankenkraft.

Immer wieder habe ich gelesen und gehört, dass so vieles Kopfsache sei und damit Unmögliches und Wunder passieren können. Selbstverständlich habe ich das nie wirklich geglaubt. Und mal ganz ehrlich, wer glaubt tatsächlich schon daran? Glaubst du daran? Selbst Menschen, die behaupten, dass es funktioniere, glauben im tiefsten Innern oft nicht daran, respektive lässt ihr innerer Kritiker sie daran zweifeln.

Genau so ging es auch mir jahrelang. Bis mir irgendwann jemand gesagt hat, dass ich ständig nur davon rede, aber dann doch nicht wirklich daran glaube und somit lieber den andern Menschen vertrauen würde als mir selbst.

Es war in meinem Fall ein langwieriger und mühsamer Prozess, oft ist er das auch heute noch, aber ich habe schlussendlich begriffen, dass viel mehr möglich ist, als die meisten Menschen tatsächlich glauben. Dies zu erkennen, war für mich der Schlüssel meines Lebens und ich empfinde dafür eine tiefe Dankbarkeit.

Nun, wer sich mit der Kopfsache oder eben der Gedankenkraft beschäftigt und mehr darüber erfahren möchte, es gibt unzählige gute Bücher dazu. Deshalb beschränke ich mich hier auf eine kurze Erklärung, wie ich das meine.

Was das positive Denken anbelangt, habe ich ja schon meine Meinung kundgetan. In diesem oder ähnlichen Sinn will ich erzählen, dass ich meine Gesundheit immer dann am meisten beeinflussen konnte, wenn ich es schaffte, konsequent und ohne innere Zweifel meiner Vollkommenheit zu vertrauen. Ja ich weiß, genau das kann es so schwierig machen und ich verstehe, wenn es den meisten Menschen schwerfällt, an das Unmögliche zu glauben und der Vollkommenheit zu vertrauen.

Ganz oft gelingt es zwar zu Beginn, aber meistens siegen am Schluss dann doch wieder Angst und Zweifel. Und so haben die Wenigsten die Geduld, den Glauben aufrecht zu erhalten und scheitern. Das ist auch mir immer wieder passiert, bis ich endlich begriffen habe, dass auch die Geduld der wahre Schlüssel ist. Ich wage zu behaupten, dass der Mensch nicht erwarten kann, wenn er zuvor 30 Jahre in die eine und in diesem Fall „falsche" Richtung gelebt hat, innert weniger Tage in die andere Richtung zu leben. Wobei in die andere Richtung leben, kann man natürlich schon und sollte man selbstverständlich auch, jedoch ohne zu erwarten, dass alle Ergebnisse innert von Tagen eintreffen. Deshalb, hab GEDULD und mach es nicht halbherzig, dann wirst du wahre Wunder erleben!

GLAUBE AN WUNDER

Ich gebe zum Schluss dieses Themas ein kleines Beispiel ab, wie man mit der Gedankenkraft seinen Zustand beeinflussen kann. Ich habe mich für dieses Beispiel entschieden, da mir diese Anwendung persönlich am einfachsten fällt und es aus meiner Erfahrung die größte Wirkung hat.

Versuche, vor dem Einschlafen deine Gedanken auf die schönen Dinge zu lenken, die du tagsüber erlebt hast und auf die du stolz sein kannst! Es gibt genug davon, glaub mir, man muss nur richtig hinschauen. Sei dafür von ganzem Herzen dankbar und stell dir vor, wie du und dein Körper vollkommen seid und auch wie es sich anfühlt! Zweifle in keiner Sekunde daran, dass du kein Recht auf einen gesunden und perfekten Körper hast! Wer an Geistführer glaubt, bzw. mit ihm kommuniziert, möge ihn zusätzlich um Unterstützung und Hilfe bitten, das Richtige zu denken und zu tun. Oder einfach gesagt, um Hilfe bitten für alles, was der Gesundheit und der eigenen Wunschwirklichkeit dient.

So, das ist eigentlich bereits alles, was ich zur Kopfsache sagen und wieder in Erinnerung bringen wollte. Es liegt mir sehr am Herzen, dass die Menschen dieser Sache wieder mehr Vertrauen schenken. Es wäre doch so simpel, wahrscheinlich zu simpel, um es zu glauben und da liegt vermutlich oft der Haken. Man würde meinen, nur was kompliziert sei, könne auch funktionieren. Gerade deshalb liebe ich dieses Thema am allermeisten und du kannst mir glauben, auch bei mir stellt die Kopfsache praktisch täglich immer wieder eine neue Herausforderung dar.

In meinem Fall musste und durfte ich erfahren, wie wichtig

eine innere Balance für die Gesundheit ist und wie damit Berge versetzt werden können (Glaube versetzt übrigens auch Berge). Gerade deshalb, weil wir fast unausweichlich täglich immer mehr „unnatürlichen“ und negativen Faktoren ausgesetzt werden wie Druck und Stress, Umwelteinflüssen wie Elektromagnet- und Handystrahlungen, mangelnder Bewegung, Mangelernährung in Form einer nicht nährstoffreichen und mit „Gift“- und Zusatzstoffen versetzten Nahrung, usw.

Aber lass dich deshalb nicht beirren!

Ich bin überaus dankbar, dass ich heute noch lebe und vor allem, wie ich lebe. Ich durfte erfahren, dass es unter Umständen durchaus möglich ist, ein lebenswertes und „gesundes“ Leben zu führen. Mit dieser Dankbarkeit möchte ich dir meine Erfahrungen weitergeben und dich ermutigen, glücklich und zufrieden sein zu können.

Ich möchte gerne mit meinem Lieblingszitat „In der Ruhe liegt die Kraft“[36] schließen und gebe dir noch diese „Anleitung zum Glücklichsein“ mit auf deinen weiteren Lebensweg.

---

[36] Alte Volksweisheit

1. Sieh das Wunder in allen Dingen
2. Behalte deine Begeisterung
3. Hilf anderen
4. Tue Dinge, in denen du gut bist
5. Lies Bücher
6. Schränke das Fernsehen ein
7. Liebe deine Arbeit
8. Bewege dich in der Natur
9. Meditiere
10. Stelle dich deinen Ängsten
11. Glaube an dich und an Wunder
12. Suche die Nähe von Freunden und Familie
13. Lasse dein Herz dein Kompass sein
14. Sei zufrieden mit dem, was du hast

Schlusswort

Gerne möchte ich mich als erstes aus tiefstem Herzen bei all den Menschen bedanken, denen ich in meinem bisherigen Leben begegnen durfte und die mich begleitet haben. Sie alle haben mir gezeigt, wo ich hinwill, aber auch wo ich nicht hinwill und was ich nicht sein will. Einen besonderen Dank möchte ich meinen Leidensgenossen respektive den CF-Betroffenen, die ich persönlich kenne, aussprechen. Ich durfte von ihnen immer wieder sehr viel lernen. Nun hoffe ich, auch etwas davon zurückgeben zu können. Einen ganz speziellen Dank möchte ich meinen Eltern aussprechen, die mich nie wie ein krankes Kind behandelt haben. Und so habe ich in meinem Leben auch viele verrückte Dinge wie Bungeejumpen, Fallschirmspringen oder Tauchen gemacht. Und dies, obwohl mir viele „Experten" wegen der Lunge davon abgeraten haben. Ich bereue das alles in keiner Sekunde und würde es auf jeden Fall wieder tun. Und zu guter Letzt sei nochmals meine Partnerin erwähnt, ohne die dieses Buch vermutlich nie entstanden wäre, respektive ich allein all die Inhalte bestimmt nicht so schreiben hätte können, da ihr ganzheitliches Wissen über die Gesundheit womöglich weitaus größer ist, als das, der meisten Ärzte.

Ich bin mir bewusst, dass nicht alle Leser mit meinen Ratschlägen und Meinungen in diesem Buch durchwegs einverstanden sind. Das muss auch nicht so sein, denn das ist für mich nicht entscheidend. Für mich zählt einzig, dass jeder für sich wieder vermehrt versucht, die Dinge kritisch zu betrachten und zu hinterfragen oder gegenüberzustellen, dazu gehören selbstverständlich auch meine Ausführungen. Es wäre zu einfach, alles zu glauben und hinzunehmen, was in unserer Gesellschaft vermittelt wird, ohne dabei selbst zu denken. Aber natürlich ist auch dies eine mögliche Art von Lifestyle. In meinem Fall habe ich mich für eine andere Option entschieden und dafür bin ich heute überaus dankbar. Es hat meinen Horizont massiv erweitert und mein Wissen gestärkt, so dass die früher oftmals unverständlichen Zusammenhänge heute klarer sind und ich das Beste bzw. für mich Richtige daraus machen kann. Dies macht mich sehr glücklich, umso mehr wenn ich merke, wie es mir dadurch sowohl psychisch als auch physisch besser geht.

Und das Schönste und für mich absolut Erfüllenste - um nicht zu sagen: Ich habe damit den Sinn des Lebens gefunden - ich habe erkannt, wie man bedingungslos in jedem Fall ein erfülltes Leben führen kann und auch, dass wir alle eins respektive nicht getrennt voneinander sind. Ich wünsche mir, durch mein Schicksal anderen Menschen helfen zu können, nicht mehr und nicht weniger. Genau so ist es perfekt und ich bin damit unendlich zufrieden. Ich hoffe, du hast dich über unsere Bekanntschaft gefreut und kannst von hier viel Gutes mitnehmen, das ist das einzige, was zählt.

Früher habe ich oft hingenommen und akzeptiert, dass ich mit Einschränkungen leben muss. Heute muss ich dies glücklicherweise nicht mehr. Ich habe das absolut schönste Leben, das ich mir vorstellen kann und sehe all die Vorteile, welche mir mein „Schicksal“ bietet.

DANKE.

Schon Arthur Schopenhauer sagte „Gesundheit ist nicht alles, aber ohne Gesundheit ist alles nichts".[37]

Getreu diesem Motto habe ich mich für das Leben und gegen die Krankheit entschieden. Das dies einfach ist, habe ich nie behauptet, aber ich wollte mich eben für die Gesundheit entscheiden. Es gibt viele Wege zum Glück, eine davon ist, aufhören zu jammern.[38] Und so können wir ja bekanntlich zwar den Wind nicht ändern, aber wir können die Segel anders setzen.[39]

In diesem Sinne, genieße dein Leben, aber von nun an „richtig" und mögest du nur das aus diesem Buch mitnehmen, was für dich stimmig ist! Und falls dir zwischendurch mal alles etwas zu viel oder zu anstrengend wird, lehne dich zurück, denke an meinen Lieblingssong „Jenseits von Eden" von Nino de Angelo und was er uns darin erzählt oder erinnere dich an das Zitat von Anthony Hopkins:

Keiner von uns kommt lebend hier raus, also hört auf, euch wie ein Andenken zu behandeln! Esst leckeres Essen, spaziert in der Sonne, springt ins Meer, sagt die Wahrheit und tragt Euer Herz auf der Zunge! Seid albern, seid freundlich, seid komisch, für nichts anderes ist Zeit![40]

---

[37] Arthur Schopenhauer, deutscher Philosoph, Autor und Hochschullehrer 1788-1860

[38] Albert Einstein, weltbekannter Physiker 1879-1955

[39] Quelle unbekannt

[40] Anthony Hopkins, britischer Schauspieler und Oscar-Preisträger *1937

Beim leckeren Essen hätte ich dann allerdings noch kleinere Einwände. 😛

Mach es gut und bis bald! Ich glaube, wir begegnen uns wieder und darauf freue ich mich. Ich bedanke mich sehr herzlich für das Vertrauen.

„Euer Körper und Euer Geist ist nur hier, um zu überleben, leben müsst Ihr selbst."[41]

Alles Liebe, Christian.

---

[41] Anm. d. Verf.

Literaturverzeichnis

Arte (2015): Die große Zuckerlüge
https://binged.it/2YmJpc6
Zugriff: 17. Oktober 2015

Arte (2018): Starbucks ungefiltert
https://youtu.be/hC65nHwAg9g
Zugriff: 28. August 2018

Aurelia, Jana (2018)
https://de-de.facebook.com/frieden.rockt/posts/2134322993455964:0
Zugriff: 7. Juli 2018

Bewusst-vegan-froh (2019):
https://bewusst-vegan-froh.de/wissenschaftler-erklaert-wie-kuhmilch-kalzium-aus-den-knochen-herausloest-und-sie-schwaecher-macht/
Zugriff: 17. Januar 2019

Biacsics, Johann (2016): Beitrag Facebook - 22. August 2016

Bowles, Jeff T (2017): Hochdosiert, die wundersamen Auswirkungen extrem hoher Dosen von Vitamin D3 – Goldmann – München

---

Burk, Dean (2012): Fluor – Die Fluoridierung der Gesellschaft
https://heilschnanky.wordpress.com/2012/01/01/fluor-die-fluoridierung-der-gesellschaft/
Zugriff: 1. Januar 2012

Dahlke, Ruediger (2019): Medizin im Jahr 2040
https://www.youtube.com/watch?v=YVsfitpxsC4
Zugriff: 25. September 2019

Day, Phillip (2001): Der Kampf um die Gesundheit - Credence Publications - Tonbridge - S.201-206

Ellner, Michael (2016)
https://erwacheblog.wordpress.com/2016/03/19/alles-laeuft-verkehrt/
Zugriff: 19. März 2016

Ganser, Daniele (2017): WTC7 – Feuer oder Sprengung? https://youtu.be/abibQYrh5ME
Zugriff: 28. November 2017

Gräber, René (2018): Die Impfgegner und die asozialen Trittbrettfahrer
www.naturheilt.com
Zugriff: 26. Mai 2018

Gräber, René (2019): Von wegen „Wir werden alle älter" – Die Lebenserwartung sinkt!
https://renegraeber.de/blog/lebenserwartung-sinkt/
Zugriff: 28. Januar 2019

Hasler, Daniel (2015): Impfen, das Märchen vom Schutz Books on Demand

KenFM (2019): Me, Myself and Media 50 – Massenmanipulation, Massenmedien und Machterhalt
https://www.youtube.com/watch?v=3VrHy5hE7-g&sfns=mo
Zugriff: 7. März 2019

KenFM (2019): Positionen 19
Wie krank ist unser Gesundheitssystem
https://www.youtube.com/watch?v=JVBj4YbU0rM
Zugriff: 13. Oktober 2019

ORF 2 (2013): Die Tricks der Pharma Industrie
https://www.youtube.com/watch?v=h-EXfwz8X6Q
Zugriff: 8. Dezember 2013

Spitz, Jörg (2016): Vitamin D bei Krebserkrankungen
https://www.youtube.com/watch?v=vdRHFWyfbMA
Zugriff: 19. Februar 2016

Tangsworld (2018): Geistesblitze
www.tangsworld.de
Zugriff: 6. Dezember 2018

Von Helden, Raimund (2018): Gesund in sieben Tagen, Erfolge mit der Vitamin-D-Therapie – Hygeia

---

Voggenhuber, Pascal (2017): Warum lästern Menschen– Facebook - Blog - 14. Dezember 2017

Walsch, Neale Donald (2009), Gespräche mit Gott – arkana, Verlagsgruppe Random House – München

Warburg, Otto (2018): Keine Krankheit kann in einem basischen Milieu überleben
https://nachhaltig-und-gesund.de/blog/keine-krankheit-kann-in-einem-basischen-milieu-ueberleben
Zugriff: 2018

Youtube (2019): Voll Verzuckert
https://www.youtube.com/watch?v=uStvupvrUk8
Zugriff: 2019

William Anthony (2016): Mediale Medizin – Arkana, Verlagsgruppe Random House – München